W0363121

Zuckerfrei genießen

INHALT

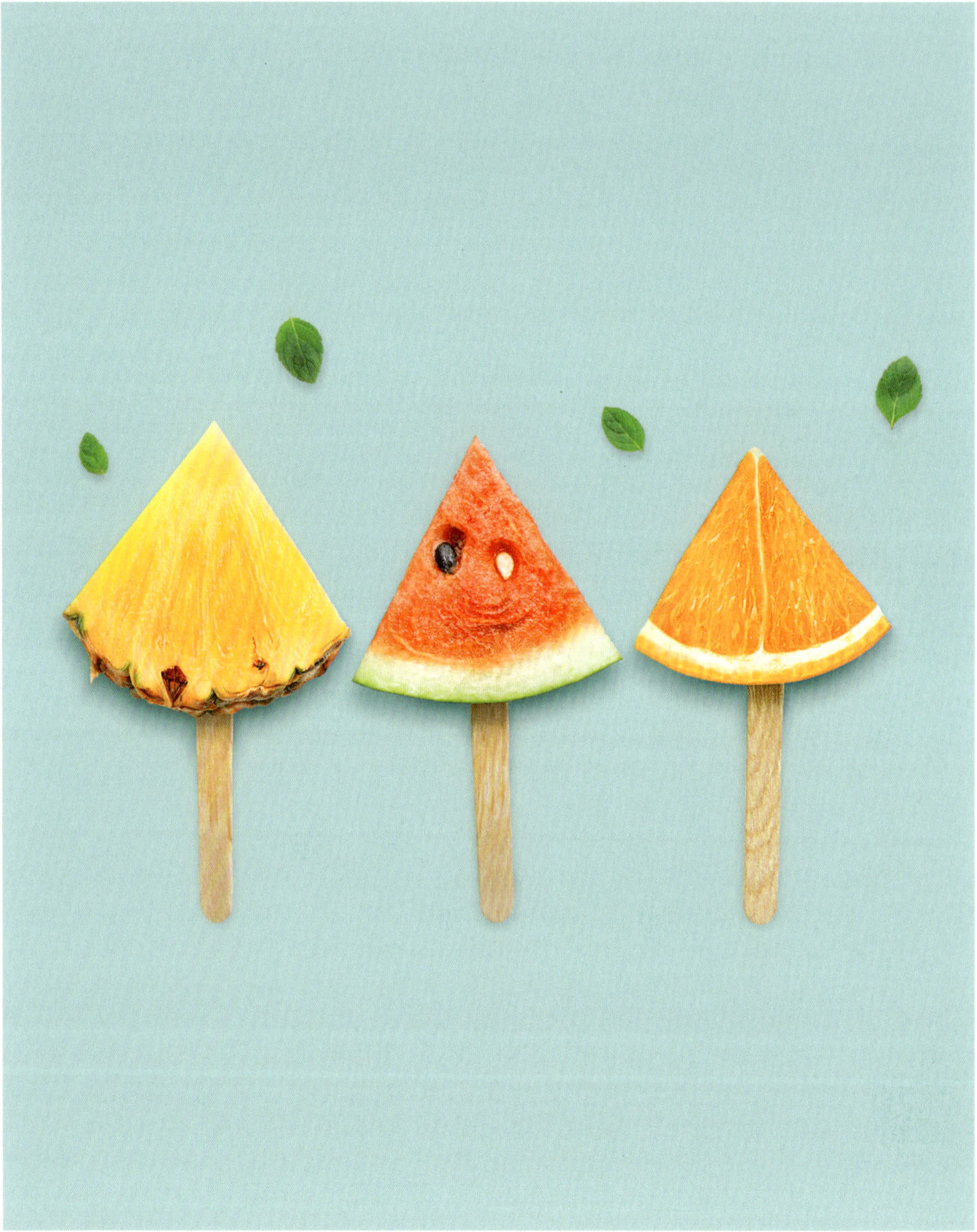

THEORIE

Zucker: gut oder schlecht?

Zucker versüßt uns das Leben und macht es uns zugleich schwer. Der Körper braucht Zucker, doch zu viel macht ihn krank. Aber wie viel ist zu viel für Ihr Kind? In diesem Kapitel erfahren Sie auch, in welchen Produkten Sie Zucker finden – und welche Alternativen es beim Süßen gibt.

ZUCKER – GRUNDBAUSTEIN UNSERES LEBENS

Zucker, was ist das eigentlich? Zu Beginn kommen wir um ein paar notwendige Definitionen nicht herum. Aber bald wird's spannend.

Zucker gehört zur Obergruppe der Kohlenhydrate. Diese zählen neben Proteinen und Fetten zu den Hauptnährstoffen und sind in die kleineren Gruppen Einfachzucker, Zweifachzucker und Mehrfachzucker unterteilt.
Einfachzucker können direkt verdaut werden. Zweifachzucker müssen zuvor in ihre beiden Einzelteile zerlegt werden. Mehrfachzucker wie Stärke bestehen aus langen Ketten von Glukosemolekülen. Diese müssen zunächst von Verdauungsenzymen aufgetrennt werden. Die einzelnen Zuckermoleküle gelangen nach und nach in die Blutbahn. Der Blutzuckerspiegel steigt dadurch langsamer an als bei Einfach- und Zweifachzuckern – ein gesundheitsfördernder Effekt, der unter anderem für lang anhaltende Sättigung sorgt.

AM BEKANNTESTEN: DER HAUSHALTSZUCKER

Wer »Zucker« sagt, meint in der Regel Haushaltszucker, also Saccharose. Er gehört zu den Zweifachzuckern, weil er aus Glukose (Traubenzucker) und Fruktose (Fruchtzucker) zusammengesetzt ist.
Das zuckerhungrigste Organ unseres Körpers ist das Gehirn. Es benötigt etwa 100 Gramm Glukose am Tag. Denn Denken, Fühlen und das Verarbeiten von Informationen erfordern Energie. Ein Hauptteil davon fließt in das Übertragen von Signalen.
Neben dem Gehirn braucht auch der restliche Körper Glukose. Schwimmt Glukose im Blut, wandelt unser Organismus diese kleinste Kohlenhydrateinheit in Energiemoleküle um, die er benötigt, um funktionieren zu können: Atmen, Verdauen, Lachen – für all das braucht der Körper »Brennstoff«. Er kann diese Energie aber auch, anders als das Gehirn, aus Fett herstellen. Das dauert allerdings etwas länger und ist deshalb für den Körper nicht die erste Wahl. Ist mehr Zucker im Blut, als wir gerade benötigen, schiebt der Körper den Rest in seine Speicher und hebt ihn auf »für schlechte Zeiten«. Sind die Speicher voll, und es ist immer noch Zucker im Blut, legt der Körper Fettvorräte an.
Der Zucker muss keinesfalls weiß und pur sein. Wenn Sie sich fragen, in welchen Lebensmitteln der Zucker steckt, dann denken Sie ganz einfach an Kohlenhydrate.

ES GEHT AUCH NATÜRLICH

Alle natürlichen, pflanzlichen Lebensmittel enthalten Kohlenhydrate und damit letztendlich

Glukose (Traubenzucker). Das Gute an diesen Lebensmitteln ist, dass der Zucker mit einer natürlichen »Verpackung« geliefert wird. Der Körper muss das Gesamtpaket also erst einmal auspacken. Das dauert eine Weile, und er muss sich dafür anstrengen. Weil nur nach und nach Glukose ausgeschüttet wird, kommt es nicht dazu, dass der Blutzuckerspiegel mit einem Mal in die Höhe schießt und danach wieder in den Keller rauscht. Das gäbe dann nämlich Heißhunger.

ZUGESETZTER (FREIER) ZUCKER

Neben dem Zucker in seiner naturbelassenen »Verpackung« gibt es solche Zucker, die Produkten oder Gerichten beigegeben werden, damit sie besser schmecken, gefälliger sind oder um ein bestimmtes Aroma zu bekommen. Das ist »freier« oder »zugesetzter« Zucker. Den müssen Sie im Auge behalten. Er fördert Karies, Übergewicht & Co., programmiert den Geschmackssinn auf »süß« und ist oftmals verantwortlich dafür, dass zu viele Kalorien und zu wenig Nährstoffe auf dem Teller landen.

Zugesetzter Zucker liefert »leere« Kalorien, aber keine weiteren Bestandteile wie Proteine, Ballaststoffe, Vitamine oder Mineralstoffe. Dem Konsumenten fehlen also wichtige Nährstoffe, wenn Zucker den Platz einnimmt, den doch eigentlich vollwertige und gesundheitlich nachhaltige Alternativen besetzen sollten.

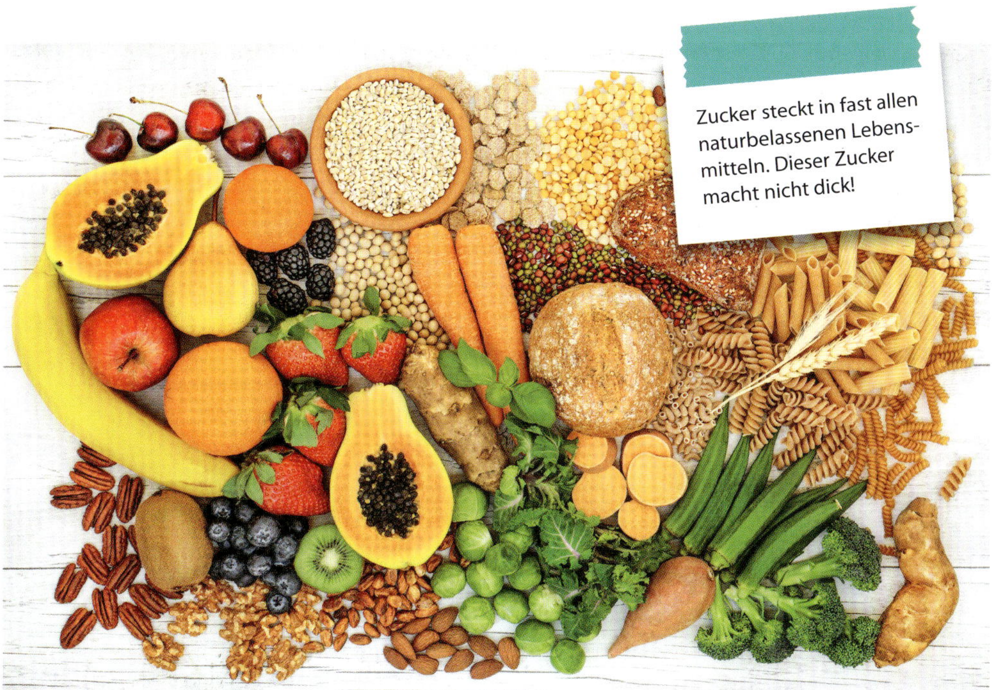
Zucker steckt in fast allen naturbelassenen Lebensmitteln. Dieser Zucker macht nicht dick!

DARUM LIEBEN KINDER SÜSSES

Schon im Mutterleib entwickeln Babys eine Vorliebe für Süß – vor allem, wenn bei Mama viel Süßes auf den Tisch kommt. Isst sie öfter sauer, bitter oder salzig, kommt das Kind mit einem größeren erlernten Aromenspektrum auf die Welt.

Kleine Kinder haben Angst vor ihnen unbekannten Lebensmitteln. Säuerliche Kiwi? Nein danke. Eine Zucchini kosten? Lieber nicht. Dennoch lernen Kinder durch ihr Umfeld. Sie schauen sich ab, was die Eltern oder andere enge Bezugspersonen essen. Der Geschmack lässt sich trainieren, in alle Richtungen. Nur weil ein Kind gerade morgens nichts außer Marmeladenbrot verspeist und ein richtiger Süßschnabel ist, heißt das nicht, dass das so bleiben muss. Die angeborene Präferenz für Süßes nimmt mit zunehmendem Alter ab.

Auch als Belohnung funktioniert Zucker zuverlässig, denn er liefert ein kurzes Hoch. Schoko-Glücklichmacher gehören zum Leben dazu, es ist jedoch wichtig, dass Eltern ihren Kindern den richtigen Umgang damit beibringen. Der Körper gewöhnt sich schnell an hohe Zufuhrmengen und will dann immer mehr.

WIE VIEL DARF'S SEIN?

Die Weltgesundheitsorganisation (WHO) und die Deutsche Gesellschaft für Ernährung (DGE) empfehlen, zugesetzten Zucker auf unter 10 Prozent der täglichen Gesamtenergiezufuhr (kcal) zu reduzieren – besser auf unter 5 Prozent. Für Kindergartenkinder heißt das im Schnitt 35 Gramm (10 Prozent) oder 18 Gramm (5 Prozent) zusätzlicher Zucker am Tag. Das entspricht etwa 7 beziehungsweise 3 ½ Teelöffeln. Teenager haben insgesamt einen höheren Energiebedarf.

Babys sollten überhaupt keinen zugesetzten Zucker bekommen. Wenn sie neue Aromen kennenlernen, sind Babys damit beschäftigt, die natürliche Süße von Möhren, Birnen und Pastinaken zu erkunden. Zugesetzter Zucker würde die Geschmacksentwicklung in Richtung »süß« manipulieren und verzerren.

HÖCHSTMENGEN NACH ALTER

Die folgenden Durchschnittswerte beziehen sich auf maximal 10 Prozent der täglichen Energiezufuhr bei sportlich aktiven bzw. bewegungsfreudigen Kindern (Ausnahme: der Vergleichswert bei den Erwachsenen, die weniger Bewegungsfreude an den Tag legen).

Alter	max. freier Zucker g / Tag	max. freier Zucker TL / Tag
1–7 Jahre	< 35	< 7
7–13 Jahre	< 50	< 10
13–19 Jahre	< 63	< 12,5
Erwachsene, Bürojob, selten Sport	< 50	< 10

WARUM ZUCKER MEIDEN?

Zucker liefert »leere« Kalorien, also nichts außer süßen Geschmack. Wenn aber die Kalorien hochgeschraubt werden und die Nährstoffe auf niedrigem Niveau bleiben, können Nährstoffmangel, Karies und Übergewicht mit Begleiterscheinungen wie Bluthochdruck oder Diabetes die Folge sein.

EIN MODERATER UMGANG

Zucker aktiviert das Belohnungssystem im Gehirn und weckt das Verlangen nach mehr Süßkram. Gepaart mit einer natürlichen, angeborenen Präferenz für süße, hochkalorische Lebensmittel kann Zuckerkonsum schnell zu einem Stolperstein auf dem Weg zu einer gesunden Lebensweise werden. Dabei müssen Kinder nicht gänzlich auf Zucker verzichten. Sie müssen nur einen gesunden Umgang damit lernen. Da gehören Schlemmertage und Rituale dazu. Was wäre Weihnachten ohne Plätzchen, was der Geburtstag ohne Kuchen und Ostern ohne Schokoeier? Es geht, wie so oft, ums große Ganze. Und da brauchen Kinder keine gezuckerte Schokomilch, keine gezuckerten Müslis, keine gezuckerte Fertigpizza, keine gezuckerten Getränke.

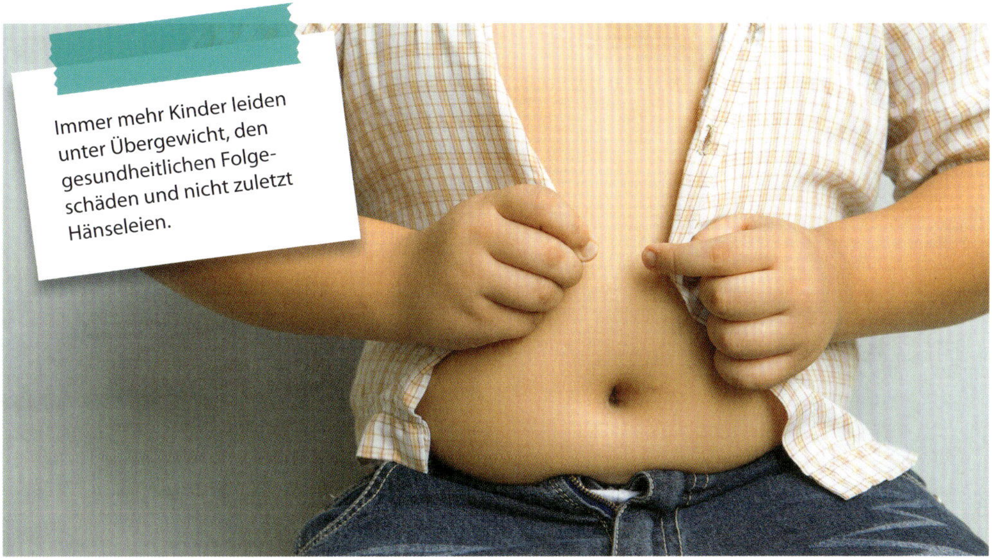

Immer mehr Kinder leiden unter Übergewicht, den gesundheitlichen Folgeschäden und nicht zuletzt Hänseleien.

DIE LUST AUF MEHR MACHT KRANK

Neben Karies kann hoher Zuckerkonsum weitere Beschwerden und Krankheiten begünstigen. Übergewicht steht in engem Zusammenhang mit hohem Zuckerkonsum. Obendrein bringen die überschüssigen Pfunde zahlreiche weitere Gesundheitsprobleme mit sich: Diabetes, Fettstoffwechselstörungen, Herz-Kreislauf-Probleme oder Gelenkschäden sind nur einige davon. Sie sollten zugesetzten Zucker weitgehend vermeiden – Zucker im Fruchtjoghurt etwa oder im Müsli oder im Salatdressing. Sie und Ihr Kind sind ohnehin zahlreichen Zuckerquellen ausgesetzt ist, die Sie nicht beeinflussen können.

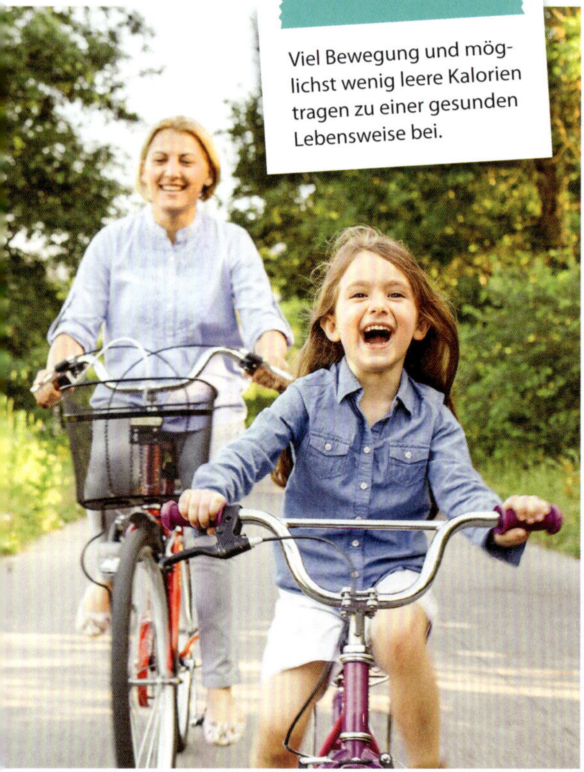

Viel Bewegung und möglichst wenig leere Kalorien tragen zu einer gesunden Lebensweise bei.

HEIMTÜCKISCH ODER HARMLOS?

Es geht hitzig zu in der Diskussion, ob Zucker nun böse ist oder nicht. Was zurückbleibt, ist ein verwirrter Verbraucher. Das Problem: Überall sind hochkalorische, verzuckerte, stark verarbeitete Lebensmittel verfügbar, die uns permanent schmackhaft gemacht werden. Hier drei zuckerkritische Argumente, die immer wieder ins Gespräch gebracht werden, und was dahintersteckt:

Argument 1: Zucker versteckt sich in Lebensmitteln

Viele Industrievertreter sagen: Zucker wird nicht in Lebensmitteln versteckt. Es ist in der Zutatenliste und in der Nährwerttabelle nachlesbar, welche Art und wie viel Zucker im Produkt steckt.

Das stimmt. Allerdings können Werbeaussagen wie »weniger süß« oder »nur mit Fruchtsüße« suggerieren, die bessere Wahl gegenüber einem Konkurrenzprodukt zu sein. Zudem gibt es über 70 Begriffe für Zucker! Als Laie den Durchblick zu behalten und zu beurteilen, welche Zutaten Zucker sind, fällt schwer. Außerdem kommt Zucker in Produkten vor, in denen ihn Verbraucher nicht erwarten, etwa in Salamipizza oder Fleischsalat.

Argument 2: Zucker macht Übergewicht

Viele Industrievertreter sagen: Übergewicht kann verschiedene Ursachen haben. Ein wichtiger Punkt sei zum Beispiel Bewegungsmangel.

Das stimmt grundsätzlich. Die Gründe für Übergewicht reichen von persönlicher Veranlagung über Bewegungsmangel bis zu einem Zuviel an Kalorien. Zucker kann jedoch dazu beitragen, dass wir Heißhunger bekommen und mehr essen, als wir eigentlich wollen und brauchen (das macht Bewegungsmangel nicht). Und Zucker in Getränken beispielsweise hat keine andere Funktion, als schön süß zu schmecken. Er macht nicht satt, sondern dick, zumindest wenn zuckerhaltige Getränke täglich literweise als Durstlöscher auf den Tisch kommen. Studien zeigen einen Zusammenhang zwischen dem Verzehr von zuckerhaltigen Getränken und Übergewicht. Und mal ehrlich, wenn wir einen Faktor kennen, der dick macht, dann versuchen wir den doch in den Griff zu bekommen, oder?

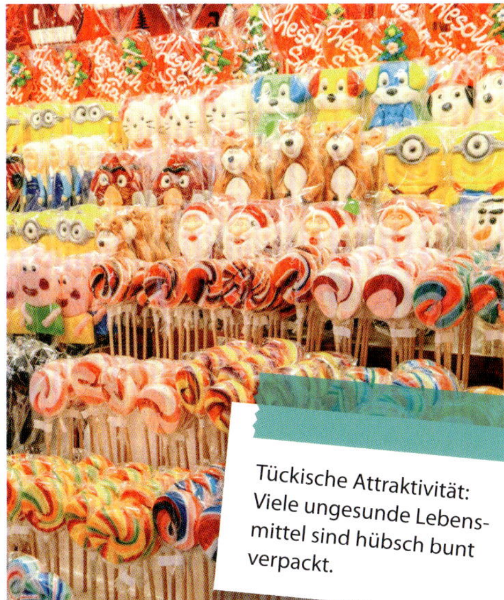

Tückische Attraktivität: Viele ungesunde Lebensmittel sind hübsch bunt verpackt.

Argument 3: Verbraucher brauchen Wahlfreiheit

Viele Industrievertreter sagen: Wir haben von zuckerfrei bis zuckerreich die gesamte Produktpalette, aus der jeder das wählen kann, was zu seiner Ernährungsphilosophie passt. In diese Wahlfreiheit sollte sich die Politik nicht mit vorgeschriebenen Rezepturen einmischen und den Verbraucher bevormunden.

In diesen Tenor stimmt die zuständige Ministerin für Ernährung und Landwirtschaft, Julia Klöckner, ein und will Deutschland hier keine Vorschriften machen. Den Verbraucher schützen will sie aber anscheinend auch nicht. Mögliche Maßnahmen werden von gesundheitsbezogenen Verbänden seit Jahren vorgeschlagen: eine Umverteilung der Mehrwertsteuer, sodass Lebensmittel wie Obst und Gemüse günstiger und Fertigprodukte teurer werden, eine Ampelkennzeichnung für Lebensmittel oder verbindliche Richtlinien für die Kita- und Schulverpflegung. Mit diesen Maßnahmen werden Rezepturen keineswegs vorgeschrieben. Es soll auch kein Zuckerverbot geben, nur weniger Zucker in teilweise völlig übersüßten Produkten.

Nichtraucher werden geschützt, indem es extra ausgewiesene Raucherbereiche gibt. Ähnliches sollte mit Zucker möglich sein, sodass derjenige, der will, die Extraportion Zucker bekommt, hingegen diejenigen, die unwissentlich zu viel Zucker konsumieren, geschützt sind. Das hat nichts mit Bevormundung zu tun, sondern mit echter Wahlfreiheit für alle. Für mehr Transparenz sorgen fünf große deutsche Hersteller, die auf ihren Produkten die Nährwertzusammensetzung mittels einer Farbskala bewerten (Nutri-Score).

ZUCKER AUFSPÜREN – GAR NICHT SO EINFACH!

Wer wissen will, wie viel Zucker in einem Lebensmittel steckt, wirft einen Blick aufs Etikett: In der Nährwerttabelle steht die entsprechende Angabe. Eigentlich ganz einfach? Der Teufel steckt wie immer im Detail.

Ausgewiesen werden müssen »Kohlenhydrate« und »davon Zucker«. Der Hinweis »davon Zucker« bezieht sich auf die im Produkt enthaltenen Einfach- und Zweifachzucker, die Angabe »Kohlenhydrate« beinhaltet alle vom Menschen verdaulichen Kohlenhydrate – Einfach-, Zweifach-, Mehrfachzucker und Zuckeralkohole.
Leider geht aus der Nährwerttabelle nicht hervor, welche Zucker *natürlich* in dem Produkt vorkommen und welche zugesetzt wurden. Warum ist das wichtig? Die Empfehlungen (siehe Seite 8), wie viel Zucker Kinder (und Erwachsene) täglich maximal zu sich nehmen sollten, beziehen sich auf *zugesetzten* Zucker. Zucker, der natürlicherweise in ganzen Äpfeln, Kartoffeln oder in der Milch vorkommt, bleibt hingegen davon ausgenommen.

DAS WAR DER KOCH …

Zugesetzter (= freier) Zucker ist laut Definition der Weltgesundheitsorganisation (WHO) derjenige, der vom Koch, Verarbeiter oder Konsumenten zum Produkt hinzugefügt wird. Dazu zählen auch Honig, Sirup, Fruchtsaft und Fruchtsaftkonzentrat. Nicht dazu zählen Laktose in Milch- und Milchprodukten oder Zucker, der natürlicherweise in Pflanzen vorkommt und als Ganzes, nicht extrahiert, zugegeben wird, also etwa Früchte, die beigefügt werden.

… UND DAS NICHT

Manch einer wundert sich, warum im Naturjoghurt 5 Gramm Zucker pro 100 Gramm stecken. Wer hat die da reingetan? Die Natur! Milch enthält natürlicherweise Laktose, und deshalb stecken in einem 150-Gramm-Becher Naturjoghurt schon 1,5 Teelöffel Zucker, ohne dass irgendjemand welchen reingetan hätte. Er wird in der Nährwerttabelle aber, weil Laktose ein Zweifachzucker ist, ausgewiesen unter »davon Zucker«. Nach WHO-Empfehlungen wäre dieser natürliche Zucker kein zugesetzter Zucker und müsste deshalb auch nicht als solcher ausgewiesen werden.

NÄHRWERT- UND ZUTATENLISTE

Und um es noch ein bisschen komplizierter zu machen, hat der Begriff »Zucker« in der Nährwerttabelle eine andere Bedeutung als das Wort »Zucker« in der Zutatenliste. Während »davon Zucker« alle im Produkt enthaltenen Einfach- und Zweifachzucker meint, bedeutet

»Zucker« in der Zutatenliste Rüben- oder Rohrzucker. Die anderen Einfach- und Zweifachzucker sind unter ihrem jeweiligen Namen, etwa Laktose oder Fruktosesirup, aufgeführt. Auch wenn in der Zutatenliste »getrocknete Aprikosen« steht, tauchen diese (anteilig) in der Nährwertkennzeichnung unter »davon Zucker« auf.

Da hilft nur eins ...

... die Zutatenliste durchforsten und sich auf den gesunden Menschenverstand verlassen. Wer natürliche Produkte mit geringem Zuckergehalt sucht, sollte auf folgende Dinge achten:

- kurze Zutatenliste
- natürliche Zutaten
- wenige unverständliche Begriffe
- wenige Zuckerquellen
- Zucker erst weit hinten in der Liste

SO FINDEN SIE VERSTECKTEN ZUCKER

Generell gilt: Vorsicht bei hochverarbeiteten Industrieprodukten wie beispielsweise Fertiggerichten oder -saucen. Überall lauert Zucker, da er unter anderem sowohl als Aromastoff als auch als Konservierungsmittel eingesetzt wird. Aber es gibt auch andere Zuckerbomben. Nuss- oder Fruchtjoghurt, Müsli oder Milchmischgetränke wie Vanillemilch gehören etwa dazu.

Limonade & Co.

Limonaden sind meist absolute Zuckerfallen. So enthalten 300 Milliliter einer beliebten gelben Limonade 27 Gramm Zucker. Andere süße Brausen können mit Saft hergestellt sein. Diese haben dann jedoch immer noch ca. 15 Gramm Zucker pro 300 Milliliter.

Fruchtsaft, Fruchtsaftgetränk, Fruchtnektar

Säfte sind Zuckerbomben und sollten immer verdünnt ins Glas kommen. Saft ist allerdings nicht gleich Saft:

- Fruchtsaft besteht zu 100 Prozent aus Frucht. Es ist der pure, aus dem Obst gepresste Saft, ohne einen Zusatz von Wasser oder Aromen.
- Fruchtsaftgetränke bestehen aus Wasser, Zucker, Aromen und Fruchtsaft oder Fruchtmark. Es ist alles in allem ziemlich wenig Frucht im Getränk.
- Fruchtnektar besteht zu 25 bis 50 Prozent aus Frucht.

300 Milliliter Apfelsaft enthalten 30 Gramm Zucker, mehr als manche Limonade – und das ist problematisch, eben weil ja die »Verpackung« des Apfels fehlt (siehe Seite 7). Im Apfel-Fruchtsaftgetränk (Zuckerwasser mit Aroma und ge-

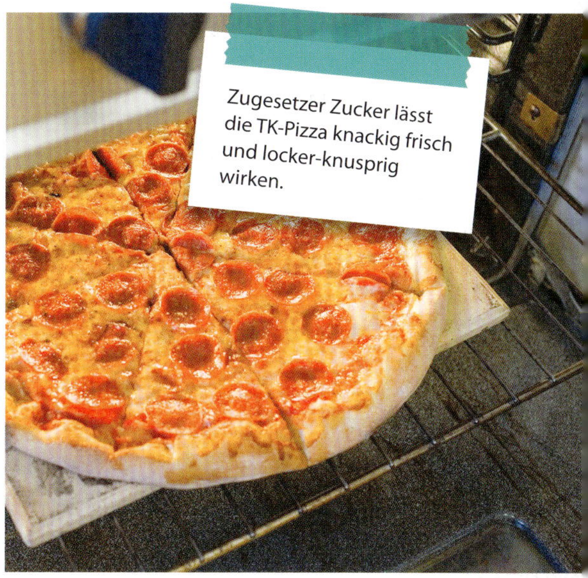

Zugesetzer Zucker lässt die TK-Pizza knackig frisch und locker-knusprig wirken.

ringem Fruchtgehalt) stecken 24 Gramm Zucker. Der hohe Zuckeranteil in Fruchtsäften wird in der Regel stark unterschätzt!

Smoothie

Smoothies aus dem Supermarkt sind ebenso zu bewerten wie Fruchtsäfte. Sie enthalten vergleichbare Zuckermengen. Smoothies können eine Ergänzung des Speiseplans sein, dann aber als Snack, nicht als Durstlöscher.

Müsli

Auch in Müsli versteckt sich ordentlich Zucker, sei es spezielles Kindermüsli, Nussmüsli (beide 20 Gramm Zucker pro 100 Gramm), Schokomüsli (13 Gramm Zucker pro 100 Gramm) oder andere Schokocerealien (17 Gramm Zucker pro 100 Gramm).

Milchmischgetränke

Mit 177 Kalorien pro Portion ist gesüßte Milch ein kompletter Snack, der allerdings nicht lang anhaltend sättigt. Außerdem bringen 240 Milliliter Schoko- oder Vanillemilch durchschnittlich 25 Gramm Zucker mit. Zur Erinnerung: Maximal 50 Gramm am Tag zugesetzter Zucker sind für Schulkinder empfohlen, besser noch 25 Gramm (siehe Seite 8). Grundsätzlich ist Milch kein Durstlöscher, sondern ein flüssiger Snack, ein Nachtisch oder Bestandteil einer Mahlzeit.

Müsliriegel

Müsliriegel sind ein bequemer Snack für zwischendurch, auf Reisen oder nach dem Sport. Aber sie sind auch große Zuckerfallen. In einem Müsliriegel (meist 25 Gramm) stecken zwischen 5 und 7 Gramm Zucker. Auf 100 Gramm umgerechnet sind das bis zu 28 Gramm Zucker. Fruchtschnitten sind übrigens nicht besser. Sie enthalten sogar doppelt so viel Zucker: etwa 13 Gramm pro Riegel!

Fertigpizza, Fertiggerichte

Was macht Zucker in der Pizza? Oder im Nudelauflauf? Eine Salamipizza enthält 8 Gramm Zucker, also etwa 1,5 Teelöffel. Klingt nicht viel, aber was macht der Zucker überhaupt in der Pizza? Zucker hat verschiedene Funktionen in der Lebensmitteltechnologie der Pizza: Er schafft eine leichte Textur, bindet Wasser, senkt den Gefrierpunkt herab und sorgt für eine ansprechende Kruste. Zucker bewirkt also auch, dass die Tiefkühlpizza knackig frisch, lockerknusprig und goldbraun aus dem Ofen kommt.

Joghurt

In einem Nuss- und in Fruchtjoghurt können bis zu 20 Gramm Zucker in einem 150-Gramm-Becher stecken.

Ketchup und Saucen

Ketchup ist bekannt als Zuckerfalle, aber auch fertige Saucen allgemein enthalten häufig viel Zucker. Zucker beeinflusst wie gesagt die Textur von Produkten und bildet zusammen mit Pektin eine geleeartige Konsistenz, das kennen Sie vielleicht vom Marmeladekochen. In Tomatensauce wie auch im Ketchup ist Zucker der Gegenspieler zur Säure von Tomaten und/oder Essig. In Ketchup können sich pro 100 Gramm zwischen 20 und 30 Gramm Zucker verstecken. 2 Esslöffel Ketchup enthalten also etwa 2 Teelöffel Zucker. Grill- und Würzsaucen, vor allem auf Tomatenbasis, sind ebenfalls Zuckerbomben.

STEVIA & CO. – GESUNDE ALTERNATIVEN?

Wer Haushaltszucker in der heimischen Küche ersetzen will, hat einige Ausweichmöglichkeiten. Aber sind vermeintlich naturbelassene Alternativen wie Honig, Birkenzucker, Ahornsirup oder Stevia besser als Rohr- oder Rübenzucker?

Gesundheitlich betrachtet macht es kaum einen Unterschied, welchem Zucker Sie den Vorzug geben. Wichtiger ist es, insgesamt den Zuckerkonsum zu reduzieren. Aus ökologischer Sicht sind heimische Produkte wie regionaler Honig, Obstdicksäfte oder auch Rübenzucker den exotischen Varianten vorzuziehen, die aus der Ferne kommen und möglicherweise einen hohen Wasserverbrauch haben oder gar Lebensraum verdrängen, weil große Plantagen entstehen.

ZUCKERAUSTAUSCHSTOFFE UND SÜSSSTOFFE

Diese enthalten wenige oder keine Kalorien und erhöhen den Blutzuckerspiegel nicht oder nur leicht. Was ist daran der Vorteil? Ein hoher Insulinspiegel kann zu Übergewicht, Diabetes oder Herz-Kreislauf-Erkrankungen führen. Zudem haben Zuckeraustauschstoffe deutlich weniger Kalorien. Aber: Süßstoffe gaukeln eine Zuckeraufnahme vor, die nicht da ist. Das wiederum hindert den Geschmackssinn daran, sich an weniger Süße zu gewöhnen. Aber genau das ist das Ziel in einer ausgewogenen, gesunden Ernährung: mit weniger Süßem auskommen, und es schmeckt genauso gut. Verzichten Sie lieber auf Süßstoff und Zuckeraustauschstoffe und reduzieren Sie vielmehr schrittweise ihre Zuckeraufnahme.

ALTERNATIVEN IM QUICK-CHECK

Honig

Eine Biene produziert im Laufe ihres Lebens etwa 1 bis 2 Teelöffel voll Honig. Der Imker entnimmt zur Ernte die Honigwaben aus dem Bienenstock. Durch Schleudern der Waben wird schließlich der Honig gewonnen, Sieben und Abschäumen reinigen ihn, dann ruht er und wird schließlich abgefüllt. Ein Bienenvolk produziert zwischen 20 und 30 Kilogramm Honig pro Jahr. In Deutschland können so 20 Prozent des Bedarfs gedeckt werden. Der Rest wird importiert, zum Beispiel aus Argentinien, Mexiko und China. Honig gibt es in verschiedenen Qualitäten. »Echter deutscher Honig« ist ein geschützter Begriff. Dieser Honig stammt aus Deutschland, ihm darf weder etwas entzogen

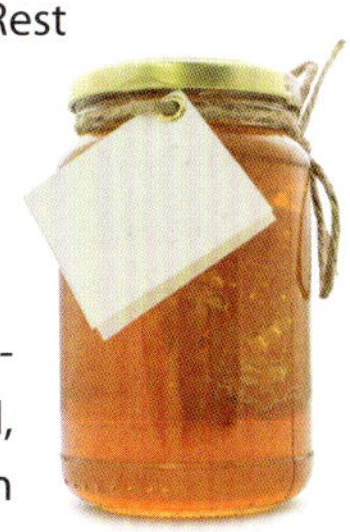

noch dürfen ihm zusätzliche Stoffe oder Zutaten beigefügt werden. Festgelegte Norm- und Grenzwerte bestimmter Stoffe und Enzyme sollen die Naturbelassenheit des Honigs gewährleisten.
Honig süßt etwas stärker als Zucker und hat gleichzeitig etwas weniger Kalorien. Er bringt einen Eigengeschmack mit, der mal milder und mal kräftiger ausfällt. Er ist nahezu kaum verarbeitet, naturbelassen und enthält ca. 0,2 Prozent Mineralstoffe und 0,4 Prozent Eiweiß.

Ahornsirup

Zur Gewinnung von Ahornsirup, der aus Kanada und den USA kommt, werden Ahornbäume angezapft. Der Ahornsaft wird erhitzt, eingedickt und abgefüllt. Im Handel sind unterschiedliche Erntezeitpunkte und Qualitäten durch die Gradbeschriftung auf dem Etikett ersichtlich. Ahornsirup Grad A bezeichnet eine frühe Ernte und einen milden Geschmack. Grad C schmeckt kräftig nach Karamellnoten. Der Sirup ist weniger süß als Zucker und hat weniger Kalorien. Zudem enthält er etwa 0,7 Prozent Mineralstoffe.

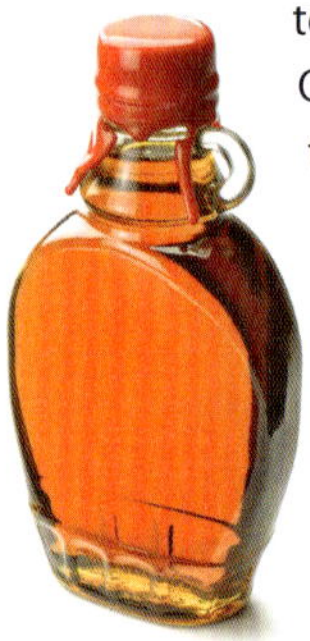

Agaven- und Obstdicksaft

Auch Agavendicksaft hat eine weite Reise hinter sich. Die Kakteen sind in Mittelamerika heimisch, und der Saft wird dort schon lange genutzt. Agavenblätter werden angeschnitten, oder die Agavenherzen werden gemahlen, der austretende Saft aufgefangen, gefiltert, dicklich eingekocht und homogenisiert. Agavendicksaft hat einen hohen Fruchtzuckeranteil, ist etwas süßer als Haushaltszucker und hat etwas weniger Kalorien.
Auch aus hiesigem Obst, etwa aus Äpfeln, Birnen oder Trauben, wird süßender Dicksaft gewonnen. Der Saft wird aus den Früchten gepresst, dicklich eingekocht und abgefüllt. Dicksäfte aus heimischem Obst haben eine bessere Ökobilanz als exotische Süßungsmittel, lange Transportwege fallen weg, und die hiesige Landwirtschaft wird unterstützt.

Kokosblütenzucker

Aus dem Blütennektar der meist auf Plantagen angebauten Kokospalme wird Kokosblütenzucker hergestellt. Der Nektar wird eingekocht, getrocknet und gemahlen. Der Zucker ist also gering verarbeitet, legt aber ebenfalls einen weiten Weg zurück. Hergestellt wird Kokosblütenzucker nämlich in Indien, Indonesien oder auf den Philippinen. Die Zusammensetzung ähnelt dem Rübenzucker (Saccharose). Berichte, die besagen, dass Kokosblütenzucker den Blutzuckerspiegel nicht stark erhöht, sind mit Vorsicht zu genießen. Kokosblütenzucker ist braun-kristallin, hat eine Karamellnote und in etwa die Süßkraft von Haushaltszucker. Es gibt ihn auch als Sirup.

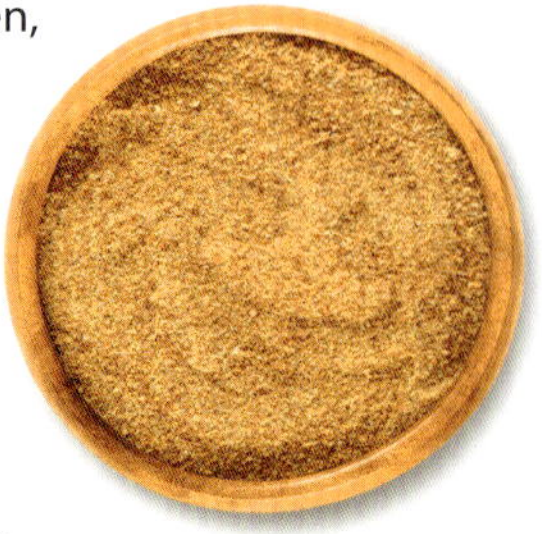

Rohrohrzucker

Rohrohrzucker wird aus Zuckerrohr gewonnen, aus welchem der Zuckerrohrsaft gepresst, eingedickt, gemahlen und einmal raffiniert (gereinigt) wird. Rohrohrzucker hat durch den geringen Melasseanteil eine hellbraune Farbe und eine leichte Karamellnote. Rohrohrzucker hat die gleiche Süßkraft wie Zucker und enthält ungefähr 0,5 bis 1,5 Prozent Mineralstoffe.

Vollrohrzucker

Vollrohrzucker wird ebenso wie Rohrohrzucker aus Zuckerrohr hergestellt. Er ist jedoch nicht raffiniert. Dadurch enthält er noch die Melasse, die ihn dunkelbraun färbt und ihm einen kräftigen Karamellgeschmack sowie eine leichte Bitternote verleiht. Er weist ungefähr 2,5 bis 3,5 Prozent Mineralstoffe auf.

Xucker – Erythrit

Der Zuckeraustauschstoff Erythrit wird in einem industriellen Verfahren aus Glukose oder Saccharose hergestellt. Erythrit wird über die Niere wieder ausgeschieden, es kann vom Körper nicht verstoffwechselt werden und beeinflusst den Blutzuckerspiegel nicht. Erythrit ist nahezu kalorienfrei, seine Süßkraft ist geringer als die von Zucker, und auf der Zunge wirkt er leicht kühlend. Der oft gebräuchliche Name »Xucker« verleiht dem hochverarbeiteten Zuckeraustauschstoff einen natürlichen Anstrich.

Birkenzucker – Xylit

Was romantisch-skandinavisch und ganz naturbelassen klingt und gerade einen Hype erlebt, ist nichts anderes als ein altbekannter Zuckeralkohol namens Xylit. In einem aufwendigen technologischen Verfahren wird dieser Zuckeraustauschstoff (siehe Seite 15) aus Baumrinden, Holz (unter anderem von der Birke), Stroh und vor allem aus Maiskolbenresten gewonnen. Er ist nahezu kalorienfrei und wirkt kaum kariogen, daher wird Xylit schon lange in zuckerfreien Bonbons oder Kaugummis eingesetzt.

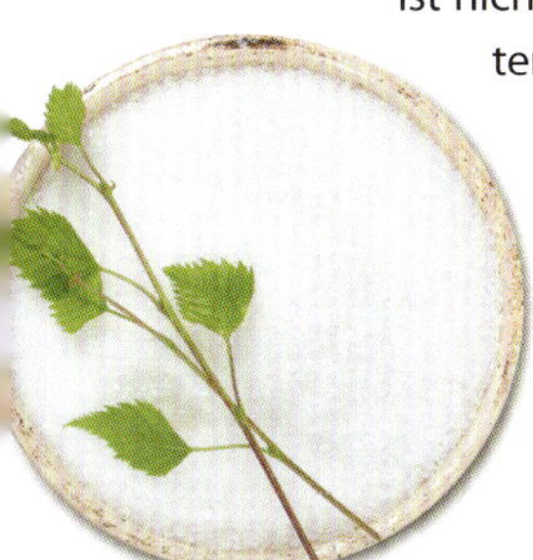

Stevia

Die Steviapflanze ist in Paraguay zu Hause. Nur eine der bis zu 300 Steviaarten hat die enorme Süßkraft, für die Stevia hierzulande bekannt ist. Von der Steviapflanze bis zu dem weißen Pulver im Supermarkt ist es ein weiter Weg: Trocknen, Extrahieren, Ausfällen, Ionenaustausch und Kristallisieren sind einige der vielen notwendigen Verarbeitungsschritte, um Steviapulver herzustellen. Warum die ganze Mühe? Die extrahierten Steviolglykoside sind 200- bis 400-mal süßer als Haushaltszucker und dabei kalorienfrei. Doch es gibt auch Bedenken, wie sich das hochverarbeitete Pulver auf unseren Körper auswirkt. Deshalb gibt es Höchstmengen an Steviolglykosiden pro Lebensmittel, die sehr niedrig sind: pro Kilogramm Körpergewicht 4 Milligramm Steviolglykoside. Problematisch wird es für Kinder wie für Erwachsene, wenn sie literweise Getränke mit Süße auf Steviabasis trinken. Dann wird so ein Wert schnell mal überschritten. Und weil Stevia einen leicht bitteren, lakritzartigen Nachgeschmack hat, wird dieses meist in Kombination mit anderen Süßungsmitteln eingesetzt.

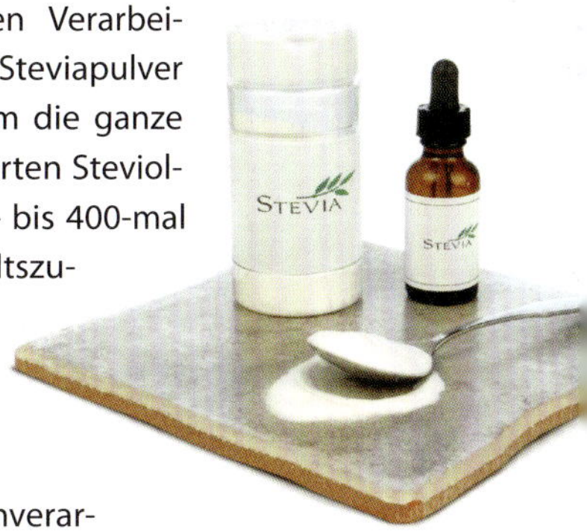

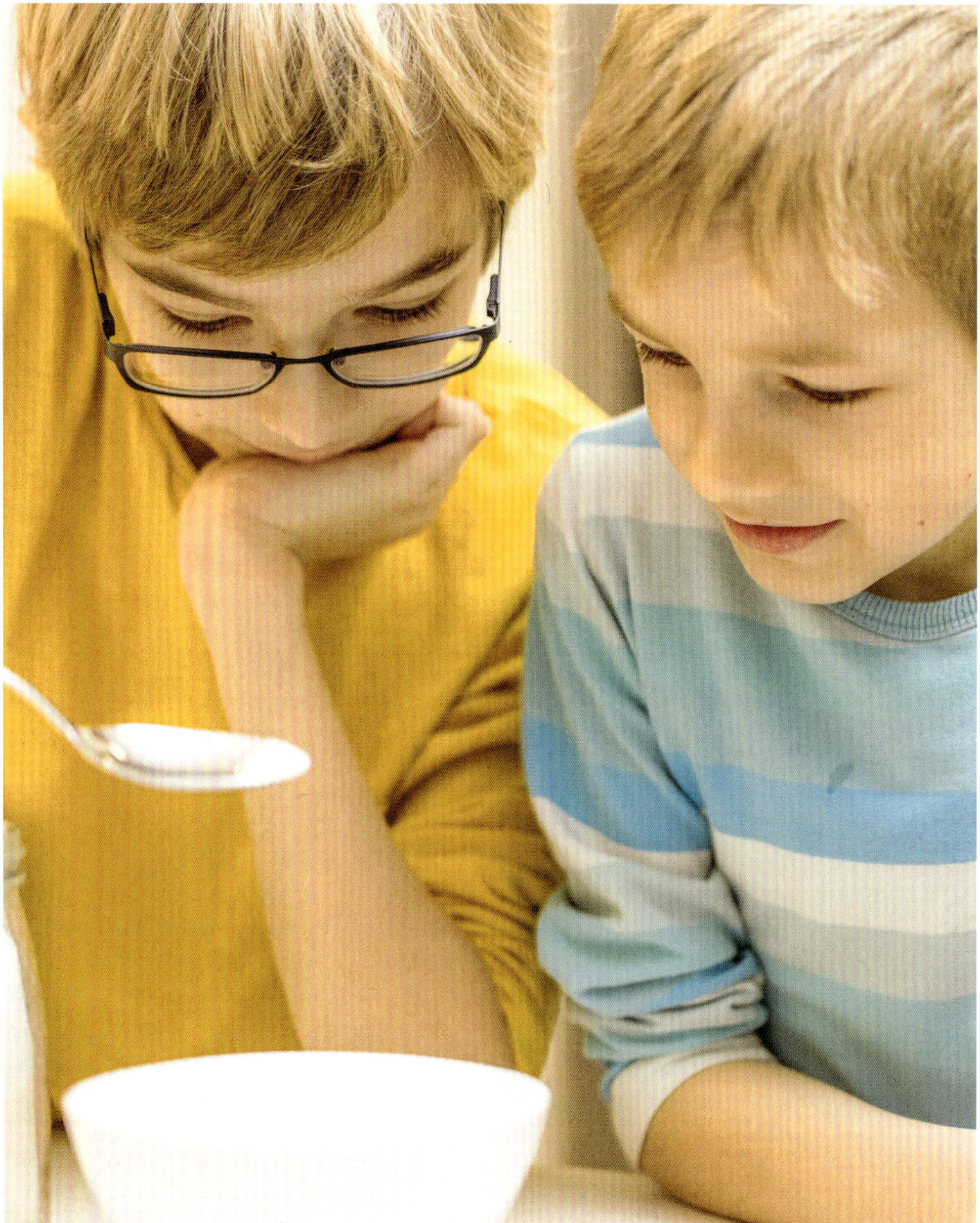

PRAXIS

Zucker: Das rechte Maß

Es ist wichtig, einen bewussten Umgang mit Zucker zu pflegen und diesen auch seinen Kindern zu vermitteln. Sie wiederum transportieren das Gelernte dann leichter vom Kinder- ins Erwachsenenalter. Der süßen Verführung im Übermaß erlegen zu sein, heißt ja nicht, dass das für immer so bleiben muss. Man kann es sich auch wieder abgewöhnen. Und in kleinen Mengen ist Zucker erlaubt.

ZUCKERBEWUSST DURCH DEN TAG

Sie müssen ab jetzt nicht jeglichen Zucker vermeiden – vielmehr geht es darum, dass Sie sich bewusst werden, wo überall Zuckerfallen lauern. Für Ihre Kinder ist es wichtig, eine stabile Basis mit auf den Weg zu bekommen. Das gilt für die Ernährung wie für alle anderen Lebensbereiche.

Zucker ist omnipräsent, daher ist es gut, wenn Kinder einen gesunden und gemäßigten Umgang damit erlernen, ähnlich wie mit Fernseh- und Medienkonsum. Dabei gilt, je früher Kinder das lernen, desto selbstverständlicher wird es.

FRÜHSTÜCK

Ein ausgewogenes Frühstück legt die Basis für einen nährstoffreichen Start. Empfehlenswerte Getränke sind Wasser und ungesüßte Früchte- oder Kräutertees. Nährstoffreich sind selbst ge-

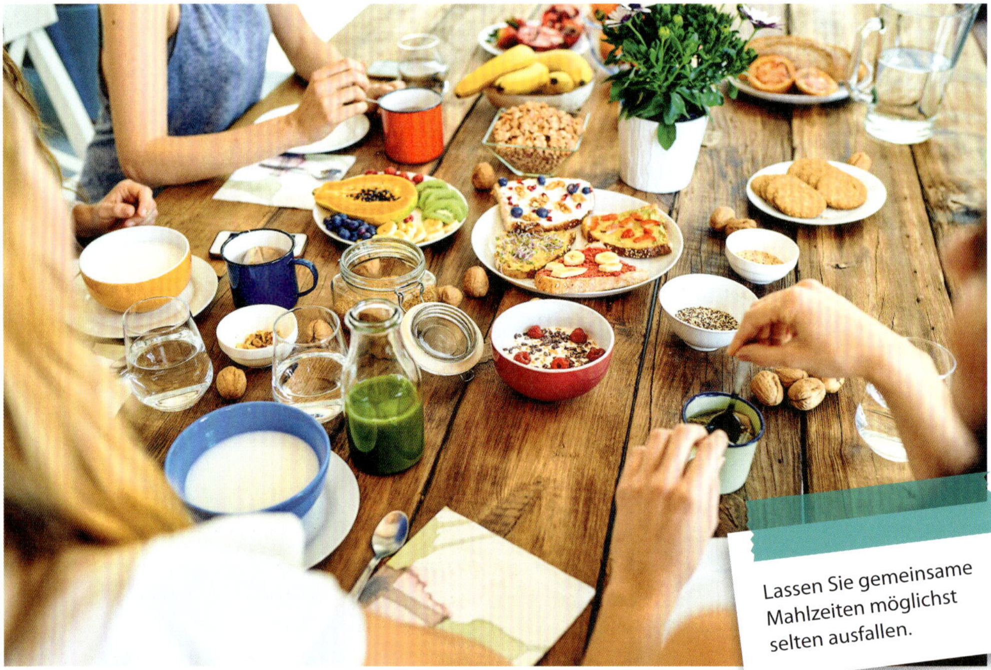

Lassen Sie gemeinsame Mahlzeiten möglichst selten ausfallen.

machte Müslimischungen oder Porridge aus Haferflocken, verfeinert mit Nüssen, Samen oder Kernen. Dazu etwas Milch oder Joghurt und frisches Obst, damit können Sie Ihr Kind mit einer guten Portion Ballaststoffe, Vitamine und Mineralstoffe sowie Proteine versorgen.

PAUSENSNACK

Packen Sie Ihrem Kind einen nährstoffreichen Snack für die Pause ein. Dabei muss es nicht immer das klassische Brot sein. Sie können auch Müsli mit Joghurt in ein Schraubglas füllen und mitgeben. Frisches Obst und Gemüse sollten immer Bestandteil der Brotbox sein. Fragen Sie Ihr Kind, was es gern isst. Eine Handvoll Nüsse, eventuell mit Trockenfrüchten, ist ebenfalls eine gute Brotboxeinlage. Sie können auch mal einen Wrap kreieren und dort Gemüse mit einarbeiten, das lässt sich bereits am Abend vorher zubereiten.

MITTAGESSEN

Dieses wird vor allem dann zur Zuckerfalle, wenn es hauptsächlich aus Fertigprodukten besteht. Denn darin versteckt sich jede Menge davon. Kochen Sie zu Hause selbst, haben Sie es wortwörtlich in der Hand, wie viel Zucker ins Essen wandert.

NACHMITTAGSSNACK

Häufig kommt nachmittags noch mal der kleine Hunger. Rohkost in Form von Obst und Gemüse ist ein guter Snack, am besten in Begleitung eines proteinreichen Dips. Aber auch noch mal ein belegtes Brot, Müsliriegel, Reiskugeln (Rezepte ab Seite 33), Nüsse oder ein Joghurt, zum Beispiel mit Nussmus, sind ideal.

ABENDESSEN

Zum Abendessen gibt es klassischerweise belegte Brote, in manchen Familien wird noch mal gekocht. Gemüse, zum Beispiel als Rohkost, im Salat oder auch vorgegart als Brotbelag, gehören zum Abendbrot dazu. Das sind kalorienarme Sattmacher, die viele Nährstoffe liefern.
Wenn Ihre Kinder mittags auswärts essen, ist es umso wichtiger, dass Sie das Abendessen so gestalten, wie Sie sich eine ausgewogene Mahlzeit vorstellen. Und wenn es Ihnen zu aufwendig ist, Rohkost zu schnippeln oder Ofengemüse zu rösten, servieren Sie einfach Gurken und Tomaten. Es sollte für Sie handhabbar und für alle Esser lecker sein.
Abends noch etwas Süßes zu servieren, ist eher ungünstig. Der Zucker im Blut setzt kurz vor der Schlafenszeit noch mal ordentlich Energie frei. Das mögliche Resultat: übermüdete Kinder, die aus Erwachsenensicht jede Menge Quatsch machen. Süßes am Abend sollte deshalb immer die Ausnahme sein.

SÜSSE GETRÄNKE

Diese sind in mehrfacher Hinsicht ungünstig: Sie überschütten Kinder mit Zucker und Kalorien, ohne dass sie dabei sättigen. Wie schnell ist eine süß schmeckende Apfelschorle oder Limonade leer getrunken! Das sind pro Glas (200 Milliliter) schnell mal 1 bis 2,5 Teelöffel Zucker. Und wenn Sie auf ein Getränk mit Zuckeraustauschstoffen wie Birkenzucker (Xylit, siehe Seite 17) zurückgreifen, sparen Sie zwar den Zucker ein – das ist erst mal eine gute Sache –, aber der Geschmackssinn Ihres Kindes kann sich nicht an weniger Süße gewöhnen und verlangt daher stets nach einem gewissen Level.

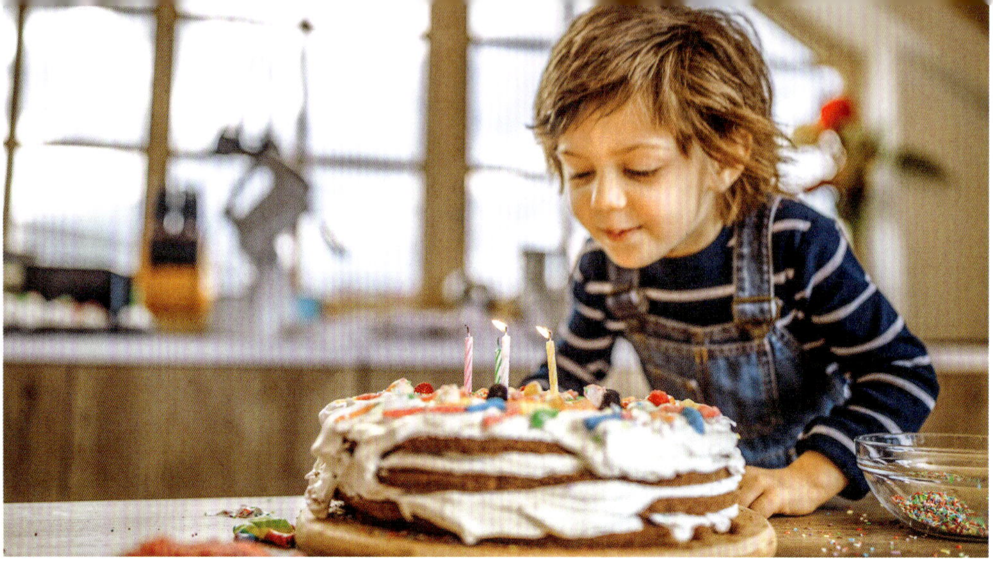

DIE SACHE MIT DEN SÜSSIGKEITEN

Süßigkeiten sind wie Fernsehen – jeder hat eine andere Haltung dazu. Manche Eltern haben eine »Nichts Süßes«-Philosophie, anderen ist es egal, wie viel Süßes ihre Kinder essen. Beide Haltungen sind wenig sinnvoll.

KLARHEIT BRAUCHT ES

Das Wichtigste: Stimmen Sie sich mit Ihrem Partner beziehungsweise mit Ihrer Partnerin über Ihre Haltung zum Thema Süßigkeiten ab. Was sind die Regeln? Zum Beispiel: Was zählt überhaupt zu den Süßigkeiten?
Wenn Sie etwa eine Süßigkeitendose für Ihr Kind haben, dann aber alle zusammen Kuchen essen: Was gilt? Darf Ihr Kind beides bekommen – Kuchen und eine (kleine) Süßigkeit? Oder ersetzt an Kuchentagen das Gebäck die Süßigkeit, weil Kuchen ebenfalls viel Zucker enthält? Besonders für kleinere Kinder ist es wichtig, hier Klarheit zu haben. Unter den Punkt »Was zählt zu den Süßigkeiten?« fallen auch gezuckerte Getränke. Wenn Ihr Kind gern »süß« trinkt, können Sie statt Süßigkeit etwas Limo anbieten (100 Milliliter, eine Espressotasse).

Vorbildfunktion und wichtige Regeln

Genießen Sie selbst gern regelmäßig Schokolade & Co., bekommt Ihr Kind das mit und wird ver-

Mögliche Regeln im Umgang mit Süßigkeiten:

- Marmelade & Co. kommen nur zum Frühstück aufs Brot.
- Süßes gibt es nur nach dem Essen, aber nicht davor.
- Manche Süßigkeiten, zum Beispiel Limonade oder Schaumküsse, gibt es nur an Festtagen.
- Geschenkte Süßigkeiten kommen in eine persönliche Süßigkeitendose.
- Das Kind darf sich ein Stück pro Tag aus der Süßigkeitendose aussuchen. Wenn es ein wenig mehr sein soll, können Sie die Süßigkeiten statt auf sieben auch auf zwei oder drei Tage in der Woche aufteilen.
- Älteren Kindern können Sie die Ration für eine halbe oder sogar eine ganze Woche geben, sodass Ihr Kind den selbstständigen Umgang damit lernt. Wichtig ist dabei, dass nach dem Zähneputzen keine Süßigkeiten mehr erlaubt sind, weil dann die Kariesgefahr steigt. Wenn Sie merken, dass das nicht klappt, kehren Sie wieder zurück zur alten Methode und probieren es zu einem späteren Zeitpunkt wieder.
- Bewahren Sie Süßigkeiten an einem Ort auf, der für Kinder schwer zugänglich und nicht sichtbar ist. Wenn sie Süßes nicht ständig sehen, bekommen sie auch seltener Lust darauf, und sie essen nicht aus Langeweile oder nebenbei.
- Haben Sie möglichst nur kleine Vorräte da. Dann ist die Verlockung nicht groß.
- Horten Sie, wenn es geht, nur eine Sorte an Süßigkeiten. Vielfalt kann den Konsum erhöhen. Sind Gummibärchen, Schokoriegel und Bonbons in der Dose, die allesamt unterschiedlich aussehen, steigt das Verlangen, alles zu probieren.

mutlich ebenso gern und häufig Süßes essen. Neben Ihrem eigenen Verhalten sind wichtige Bestandteile feste Regeln und Rituale – orientieren Sie sich zum Beispiel am Kasten oben. Für Ihre Kinder ist es wichtig, dass Sie als Eltern immer die gleiche Regel vertreten und dass diese sich möglichst selten ändert.

Obergrenzen

Wie viele Süßigkeiten dürfen Sie Ihrem Kind anbieten? Diese Frage beschäftigt viele Eltern. Eine beliebte Faustregel lautet: So viel, wie in eine Kinderhand passt. Im Fachjargon heißt es: 10 Prozent der täglichen Energiezufuhr. Die variiert je nach Alter des Kindes. Bei 4- bis 13-Jährigen sind das zwischen 160 und 220 Kilokalorien (kcal) pro Tag. Das entspricht etwa einem Schokoriegel, 20 Gummibärchen, einem halben Muffin oder einer Kugel Eis. Wenn Süßigkeiten weder Lockmittel noch Belohnung oder Erziehungsmethode sind, sondern Teil der Ernährung, lernen Kinder damit umzugehen.

ZUCKER IM ALLTAG REDUZIEREN

In diesem Abschnitt geht es um konkrete Maßnahmen, die helfen, Zucker nach und nach zu verringern. Kinder werden von momentanen Wünschen geleitet. Es ist die Aufgabe der Eltern, Entscheidungen zu treffen, die unter Umständen die Wünsche der Kinder erst mal einschränken.

LIEBER GENAU HINSEHEN

Schauen Sie sich zunächst Ihren eigenen Essalltag an und entlarven Ihre persönlichen Zuckerfallen. Denn auch wenn man meint, ein ganz gutes Gefühl für eine zuckerarme Ernährung zu haben, gibt es doch einige Aha-Momente.

Bestandsaufnahme eines Tages

Am besten gehen Sie im Kopf einen typischen Tag durch. Was kommt bei Ihnen normalerweise auf den Tisch? Instantkakao? Fertigmüsli? Marmeladentoast? Wo sind versteckte Zuckerquellen? Müsliriegel? Fruchtjoghurt? Obstsaft? Lesen Sie die Zutatenlisten von Produkten durch, die Sie häufig konsumieren.

Wenn Sie die Zutaten selbst zusammenstellen, haben Sie es in der Hand, wo wie viel Zucker reinkommt. Das hört sich nach viel Arbeit an? Das ist es erst mal tatsächlich, vor allem wenn Sie vorher nicht viel selbst gekocht haben. Gesunde Ernährung klappt leider nicht nebenbei.

Lassen Sie dem Gaumen Zeit

Sobald Sie es anpacken, reduzieren Sie Zucker schrittweise, damit der Gaumen sein Süßempfinden nach und nach anpassen kann. Es sollen schließlich alle im Boot bleiben und nicht frühzeitig abspringen, weil das Essen nicht schmeckt. Auch wenn dieser Weg mühsamer ist, als Zucker durch Zuckeraustauschstoffe zu ersetzen, lohnt er sich, denn er ist nachhaltig. Ihre ganze Familie wird sozusagen neu justiert, was das Süßempfinden anbelangt.

BELOHNEN ODER TRÖSTEN

Ihr Kind war ganz tapfer beim Arzt? Dafür gibt es ein Gummibärchen. Es hat den Freischwimmer geschafft? Zur Belohnung gibt's ein Eis. In der Schule hat Ihr Kind eine gute Note abgesahnt und bekommt dafür einen Schokoriegel?

Ungute Verknüpfungen

Schnell werden Süßigkeiten eingesetzt, um Kinder für gute Leistungen oder gutes Benehmen zu belohnen. Solche von Eltern unbewusst angelegten Verknüpfungen können sich so einprägen, dass die Kinder sich auch als Erwachsene für gute Leistungen Süßigkeiten gönnen. Noch fataler ist aber das Gefühl, das über die süße Belohnung transportiert wird: Süßes aktiviert das Belohnungssystem im Gehirn und schenkt Wohlbefinden.

Auch zum Trostspenden oder sogar gegen Langeweile, etwa auf langen Auto- oder Zugfahr-

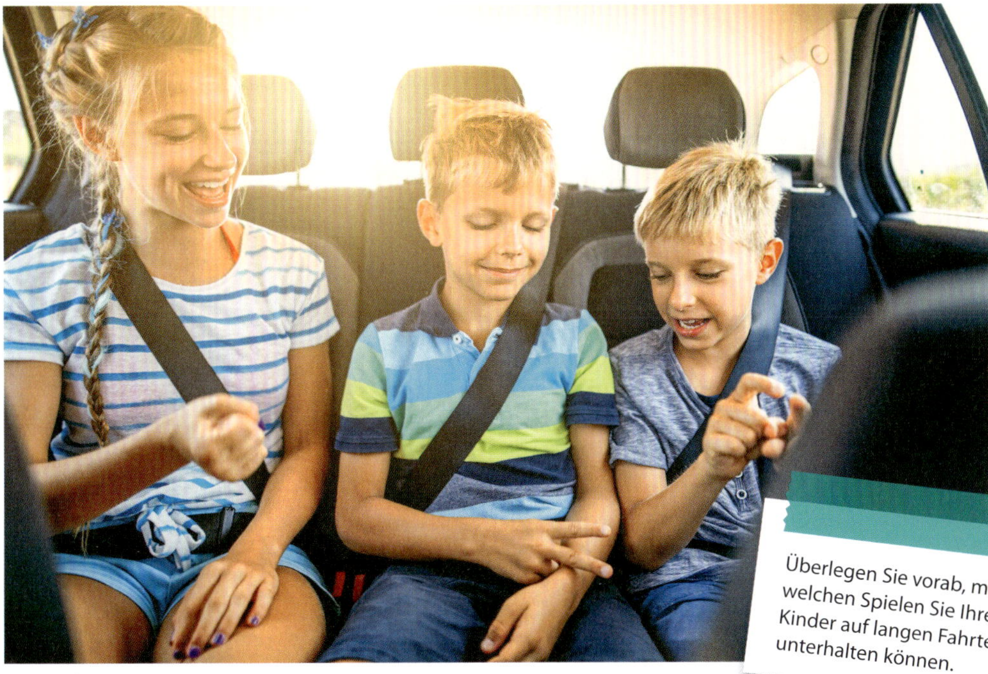

Überlegen Sie vorab, mit welchen Spielen Sie Ihre Kinder auf langen Fahrten unterhalten können.

ten, werden schnell Süßigkeiten gezückt, um Kinder abzulenken. Das klappt für eine kurze Zeit, zieht aber weitreichende negative Folgen nach sich. Dabei geht es nicht um die einmalige Notlösung, sondern um Regelmäßigkeit. Wer ständig das Trostbonbon zückt, der bringt seinem Kind bei, dass Süßigkeiten wirkungsvolle »Gegenmittel« bei schlechten Gefühlen sind.

Mehr wert als tausend Bonbons: eine liebevolle Geste

Überlegen Sie stattdessen, was Ihren Kindern noch Freude bereitet und vielleicht sogar in unmittelbarer Verbindung mit dem Ereignis steht. Ihr Kind hat den Freischwimmer geschafft? Vielleicht darf es sich eine neue Badehose aussuchen, ein Badetuch, eine Taucherbrille oder einen Tauchring? Vielleicht ist aber auch die Belohnung, dass Sie alle zusammen am kommenden Wochenende schwimmen gehen.

Ihr Kind hat sich wehgetan, oder es ist traurig? Nehmen Sie es in den Arm, trösten Sie es, reden Sie mit Ihrem Kind und hören Sie ihm gut zu – zeigen Sie Verständnis für seine Traurigkeit. Manchmal muss man nicht viel sagen, sondern einfach nur da sein und das Kind halten.

Diese Dinge haben Bestand und eine tiefe Bedeutung. Sie werden Ihrem Kind viel eher in Erinnerung bleiben als ein Schokoriegel am Ende der Schwimmprüfung.

KINDER MIT EINBEZIEHEN

Wenn Sie als Eltern beschlossen haben, den Zuckerkonsum in Ihrer Familie etwas zurückzufahren, sollten alle mit an Bord sein und sich an die Regeln halten. Vielleicht erkunden Sie gemeinsam, wie viel Zucker in Ihren Lieblingsprodukten steckt, und gehen dann schrittweise vor.

ZUSAMMEN GEHT'S BESSER

Fragen Sie Ihr Kind, welche Snacks es gern ausprobieren möchte, bereiten Sie diese auch mal gemeinsam zu. Und lassen Sie sich nicht entmutigen, wenn die zuckerarmen Varianten nicht sofort supergut ankommen. Es ist nicht nur die angeborene Scheu vor Neuem bei Kindern. Manche sind experimentierfreudiger, andere weniger. Wichtig ist, dass auch Ihnen Ihr Essen schmeckt. Wenn Sie selbst an Ihrer Kreation keinen rechten Gefallen finden, können Sie das schlecht Ihren Kindern unterjubeln. Tasten Sie sich also gemeinsam vor. Wenn es Ihnen schmeckt, können Sie das auch mit voller Überzeugung vor Ihren Kindern vertreten.

Wichtig ist, dass Sie miteinander in den Dialog treten. Wenn Ihr Kind das Gefühl hat, kein Mitspracherecht zu haben, ist die Wahrscheinlichkeit hoch, dass es in Streik tritt. Es gibt immer Raum für Kompromisse – seien Sie offen dafür.

Kleine Zuckerdetektive haben eine spannende Aufgabe – und ein Gefühl dafür, was Karies fördert.

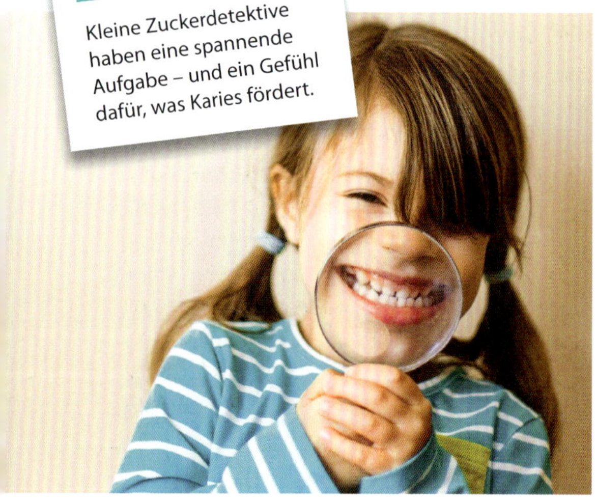

Zuckerdetektiv

Je nach Alter der Kinder können Sie das Ergebnis Ihrer Zuckerdetektiv-Beobachtungen visualisieren. Sie haben herausgefunden, in welchen Lieblingsprodukten viel Zucker steckt. Kleben Sie einen roten Punkt oder Wackelaugen auf Produkte, in denen sich ein hoher Zuckergehalt versteckt. Fruchtjoghurt, Saft, Kekse oder Müsli zum Beispiel. Wer danach greift, wird jedes Mal daran erinnert: Achtung, hier steckt viel Zucker drin! Irgendwann brauchen Sie die Augen nicht mehr, denn dann wissen Sie und Ihre Kinder automatisch, dass das eine Zuckerbombe ist und entsprechend vorsichtig dosiert wird. Sie können das Spiel noch etwas weiter treiben,

BEISPIEL UND VORLAGE FÜR EIN ZUCKERTAGEBUCH

Datum Montag, ...	Essen	Zucker in g	Trinken	Zucker in g	Zucker gesamt in g
Frühstück	Haferflocken mit Erdbeeren und Milch	0	Kakao mit Milch	1,5	**1,5**
ggf. Snack	Müsliriegel	6	Wasser	0	**6**
Mittag	Fischstäbchen mit Reis, Currysauce (Konserve), Möhrengemüse (TK)	8	Apfelschorle (1:2)	8	**16**
ggf. Snack	1 Milchbrötchen	6	Wasser	0	**6**
Abendessen	Butterbrot mit Salami, Fruchtjoghurt	20	Wasser	0	**20**
Tageswert	Essen	40	Trinken	9,5	**49,5**

schließlich sollen die Wackelaugenprodukte nicht verteufelt, sondern nur ein Bewusstsein für deren Zuckergehalt geschaffen werden. Lassen Sie Ihren Nachwuchs Ideen entwickeln, wie die Zuckerbomben entschärft werden können. Müsli mit Haferflocken mischen zum Beispiel.

ZUCKERTAGEBUCH

Über einen bestimmten Zeitraum ein Zuckertagebuch zu führen ist sehr hilfreich und kann Ihnen und Ihren Kindern bewusst machen, wo Sie Zucker einsparen können. Und für eine Weile herauszufinden wie viel Zucker zugesetzt (!) wurde, erhöht Kenntnisse und Kompetenz zum Thema.

Schritt 1

Sie wissen nun, wie viel Zucker Sie und Ihr Kind täglich in etwa essen. Wiegen Sie Haushaltszucker ab und füllen Sie die entsprechende Menge in ein Glas. Nun nehmen Sie ein zweites, gleich großes Glas und füllen die Menge Zucker hinein, die Sie oder Ihr Kind pro Tag maximal an zugesetztem, freiem Zucker empfehlenswerterweise essen (und trinken) sollen und wollen (siehe Tabelle Seite 8). So sehen Sie auf einen Blick, wo Sie stehen.

Schritt 2

Nehmen Sie das Glas mit der idealen Zuckermenge pro Tag. Stellen Sie daneben ein gleich großes leeres Glas. Nun können Sie jedes Mal, wenn Sie zugesetzten Zucker essen, die Menge aus Ihrem Glas in das leere Glas schütten. Das hilft vor allem Kindern zu sehen, wie viel Zucker sie schon gegessen haben und ob jetzt ein zuckerreicher Snack noch drin ist oder nicht.
Sieht erst mal nach viel Arbeit aus. Je intensiver Sie und Ihre Kinder sich jedoch damit beschäftigen, desto größer ist auch die Aussicht auf Erfolg. Vermutlich reicht eine Woche, um ein Gefühl dafür zu bekommen, wie viel Zucker Ihre Familie isst, wo er drinsteckt und an welcher Stelle Sie ihn reduzieren möchten.

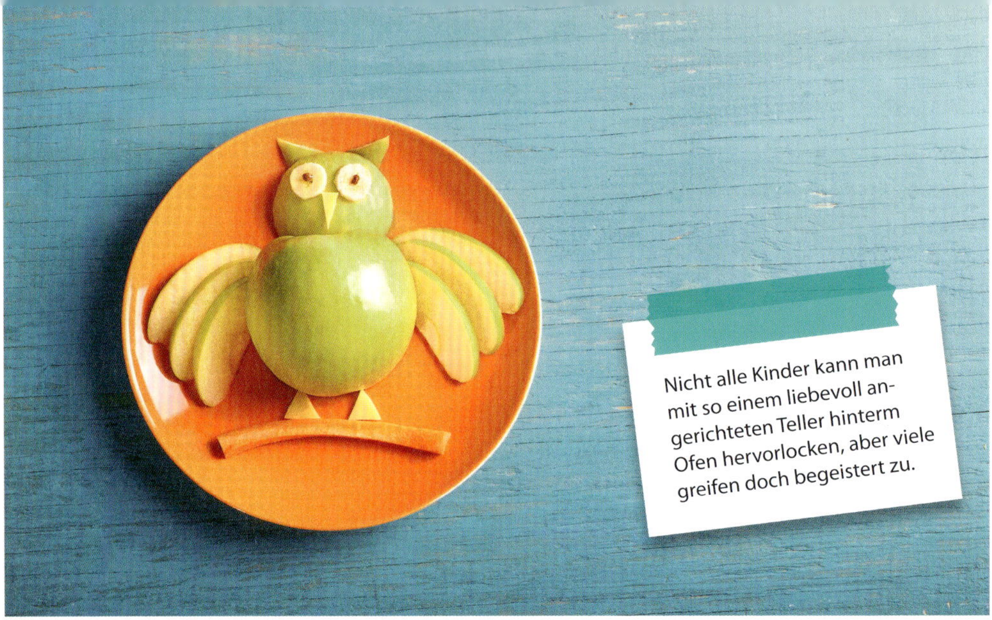

Nicht alle Kinder kann man mit so einem liebevoll angerichteten Teller hinterm Ofen hervorlocken, aber viele greifen doch begeistert zu.

GESCHMACKSSINN TRAINIEREN – GEWOHNHEITEN ÄNDERN

Sie sind motiviert, sparen Zucker, kochen Rezepte nach, und der Rest der Familie streikt. Und ehrlicherweise – Ihnen schmeckt es auch nicht so megagut. Das ist normal. Ihr Geschmackssinn muss sich erst einmal umgewöhnen.

DER ZUCKERWASSERTEST

Wollen Sie wissen, wo Ihre Süßschwelle liegt? Bereiten Sie drei Karaffen vor mit je einem Liter warmem Wasser. Lösen Sie in einer Karaffe 1 Esslöffel, in einer 1 Teelöffel und in der letzten ½ Teelöffel Zucker auf. Nun geben Sie allen Familienmitgliedern aus jeder Karaffe ein Glas zu trinken. Am besten machen Sie die Übung einzeln nacheinander, damit es kein zu großes Chaos gibt. Notieren Sie, in welcher Konzentration Sie den süßen Geschmack wahrnehmen. Das gibt Ihnen einen Hinweis darauf, wo Ihre Süßschwelle liegt.

Womit süßen Sie gern?

Testen Sie auch ruhig, welchen Zuckergeschmack Sie mögen. Nehmen Sie etwa Haushaltszucker, Honig und Agavendicksaft oder

Ahornsirup. Füllen Sie Gläser wiederum mit warmem Wasser und lösen Sie je ½ Teelöffel des Süßungsmittels darin auf. Welches schmeckt Ihnen am besten? Was bevorzugen Ihre Kinder?

AUCH DAS GESCHIRR ZÄHLT

Wussten Sie, dass auch Form und Farbe der Teller und Schüsseln das Geschmacksempfinden beeinflussen können? Desserts in dickwandigen, runden Schälchen können süßer und cremiger schmecken. Ein zuckerarmer Schokopudding kann in einer runden, orangen Schale süßer schmecken als von einem grünen, eckigen Tellerchen. Machen Sie sich diesen simplen Trick zunutze. Süß geht mit rund und dick einher – wählen Sie Ihr Geschirr mal entsprechend aus und schauen Sie, wie es ankommt.

GEHEN SIE MIT FEINGEFÜHL VOR ...

Gehen Sie von Ihrem Zuckertagebuch (siehe Seite 27) aus, machen Sie die größte Zuckerquelle aus und versuchen Sie diese als Erstes zu reduzieren. Wenn Ihr Kind gern Apfelschorle trinkt, fangen Sie am besten damit an. Wenn Sie den Zucker reduzieren, gehen Sie dabei schrittweise vor. Hat Ihr Kind eine Apfelschorle halb und halb getrunken, bieten Sie ihm zunächst ein Drittel Saft und zwei Drittel Wasser an. Irgendwann wird ein kleiner Schuss Saft mit einem Großteil Wasser (1:4 oder sogar 1:5) reichen. Führen Sie Wasser und ungesüßten Tee als täglichen Durstlöscher ein. Und seien Sie ein Vorbild! Wenn Sie selbst auch viel Schorle trinken, machen Sie unbedingt mit bei der Zuckerchallenge. Sobald Sie eine Zuckerquelle im Griff haben, können Sie einen Blick auf Ihr Tagebuch werfen und die nächste Zuckerfalle in Angriff nehmen. Gehen Sie in Sachen Zuckerreduktion zunächst nicht radikal, sondern schrittweise vor. Bleiben Sie mit Ihrem Kind in Kontakt. Fragen Sie nach, was Ihrem Kind schmeckt, was nicht so ankommt, und wiederholen Sie die Zuckerschwellen-Übung von Zeit zu Zeit, um zu sehen, wo Sie stehen.

... ODER, WENN'S NICHT ANDERS GEHT, RADIKAL

Wenn es gar nicht klappen will, probieren Sie eine radikale Neuprogrammierung, und das am besten in den Ferien: mindestens zwei Wochen lang kein zugesetzter Zucker. Lassen Sie auch das Obst weg, und servieren Sie stattdessen viel Gemüse. Auch Paprika und Möhren schmecken süß, das werden Sie dann herausfinden. Machen Sie sich keine Sorgen um Vitamine, die stecken ebenso im Gemüse, das dann bei jeder Mahlzeit und als Snack auf den Teller kommt. Diese Zuckerdiät wird die Geschmacksnerven jedoch umschulen, sodass Sie danach dann wieder mit Ihrem Weniger-Zucker-Programm weitermachen können.

Die Schritte im Überblick:

- Süßschwelle testen
- Bevorzugtes Süßungsmittel testen
- Größte Zuckerquelle identifizieren
- Zuckerquelle schrittweise reduzieren
- Notfalls zwei Wochen lang radikale Zuckerdiät

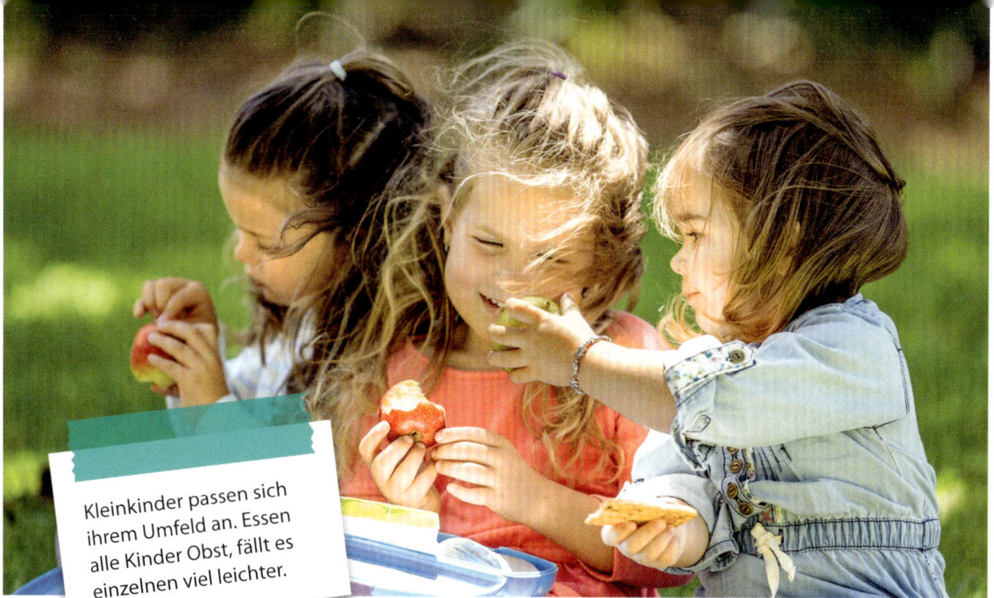

Kleinkinder passen sich ihrem Umfeld an. Essen alle Kinder Obst, fällt es einzelnen viel leichter.

ORGANISIEREN GEHT (MEIST) ÜBER IMPROVISIEREN

Fakt ist: Bereits Kleinkinder passen sich den Menschen in ihrer Umgebung an. Sie essen – oder essen eben auch nicht –, was die Kinder, mit denen sie ihre Zeit verbringen, essen. Und wenn da viele Nörgler aufeinandertreffen, passt sich Ihr Kind an. Am besten reagieren Sie mit einer guten Portion Gelassenheit.

Plötzlich möchte Ihr Kind Schokomilch trinken oder süße Riegel essen. Mit viel Glück erzählt es Ihnen, warum: »Mama, die anderen sagen immer, ich habe so komische Sachen dabei.«

REGELN FÜR ZU HAUSE UND DRAUSSEN

Hier gilt es, eine Balance zwischen Ihren Regeln zu Hause und den Draußen-Regeln zu finden. Schließlich soll Ihr Kind nicht zum kulinarischen Außenseiter werden. Es ist eine Mischung aus Selbstbewusstseinstärken und sich ein wenig der Norm anpassen. Ein Müsli mit Kakao und Datteln sieht schokoladig aus, schmeckt süß und ist trotzdem ernährungsphysiologisch wertvoll. Bringen Sie noch ein paar gemahlene Nüsse unter, und es sollte nicht mehr uncool sein. Das »Sich-anderen-Anpassen« kann auch von Vorteil sein. Ihr Kind entdeckt bei anderen vielleicht leckere Dinge, die es zu Hause noch nie probiert hat. Die Medaille hat wie immer zwei Seiten.

Klarheit gewinnen

Machen Sie sich klar, wie weit Ihre Hausregeln reichen. Ist es vielleicht sinnvoll, Ihrem Kind einmal die Woche etwas »Cooles« mitzugeben, das nicht ganz Ihren Idealvorstellungen entspricht? Je enger der Rahmen ist, in dem sich Ihr Kind bewegt, desto eher besteht die Gefahr, dass es ausbrechen möchte, aus Angst, etwas zu verpassen. Und dennoch sollten die grundlegenden Zuckerregeln zu Hause klar sein: Was gibt's zu trinken? Wie viele Süßigkeiten? Wenn der Rahmen zu Hause steht, gibt das Ihnen und Ihrem Kind Sicherheit. Und es lässt Sie gelassen bleiben, wenn es »draußen« anders läuft.

PLANUNG IST DAS HALBE (ELTERN-)LEBEN

Der erste Schritt zu einer erfolgreichen Zuckerreduktion heißt: Planung! Das ist nicht gerade ein Lieblingswort von Eltern, die noch so viele andere Dinge zu organisieren haben. Aber es ist leider unausweichlich. Denn wer nicht plant, tappt in die Falle. Keinen Nachmittagssnack eingepackt? Ach, dann hole ich schnell was beim Bäcker – Falle! Kein Müsli mehr da? Dann kaufe ich schnell ein gesundes im Supermarkt – Falle! Die Kinder quengeln, und das Essen ist noch nicht fertig? Ich gebe ihnen schnell einen Riegel – Falle!

Legen Sie also einen Vorrat an. Machen Sie sich eine Liste mit zuckerarmen Varianten, die Abwechslung in die Brotbox Ihres Kindes bringen und die Ihr Kind mag. Bereiten Sie die Box möglichst schon am Abend zu, denn morgendlicher Stress macht Planung und gute Vorsätze schnell zunichte. Abends haben Sie vielleicht auch Zeit und Muße, das Essen spielerisch, liebevoll oder cool anzurichten. Ist etwas Neues in der Box, machen Sie es Ihrem Kleinkind leichter, indem Sie eine lustige Minigabel hineinstecken, das Essen aufspießen oder in eine bunte Serviette einwickeln. Ihr Schulkind freut sich vielleicht über bestempeltes Butterbrotpapier. Ungeliebtes Gemüse kommt auf einem Würstchenspieß gleich ganz anders rüber. All das braucht jedoch Zeit, die Sie am ehesten haben, wenn Ihr Kind im Bett ist.

Zur Planung gehört auch, sich vorab über Zuckergehalte zu informieren und wenn nötig nach Alternativen zu suchen. Stehen Sie nach der Arbeit im Supermarkt und wollen schnell ein paar Teile einkaufen, haben Sie vermutlich nicht die Muße, sich jedes Etikett durchzulesen. Suchen Sie Ihre Produkte vorab aus, prüfen Sie die Nährwertangaben online und machen Sie sich eine Du-darfst-Liste.

Vorräte anlegen: Was ist wie lange haltbar?

- zuckerarmes Müsli: etwa zwei bis drei Monate
- Gemüseaufstrich oder Hummus: etwa vier bis fünf Tage
- zuckerarmes Eis: tiefgekühlt etwa drei bis vier Monate
- selbst gemachter Fruchtjoghurt: etwa drei bis vier Tage
- Snackwaffeln: zwei bis drei Tage, tiefgefroren drei bis vier Monate

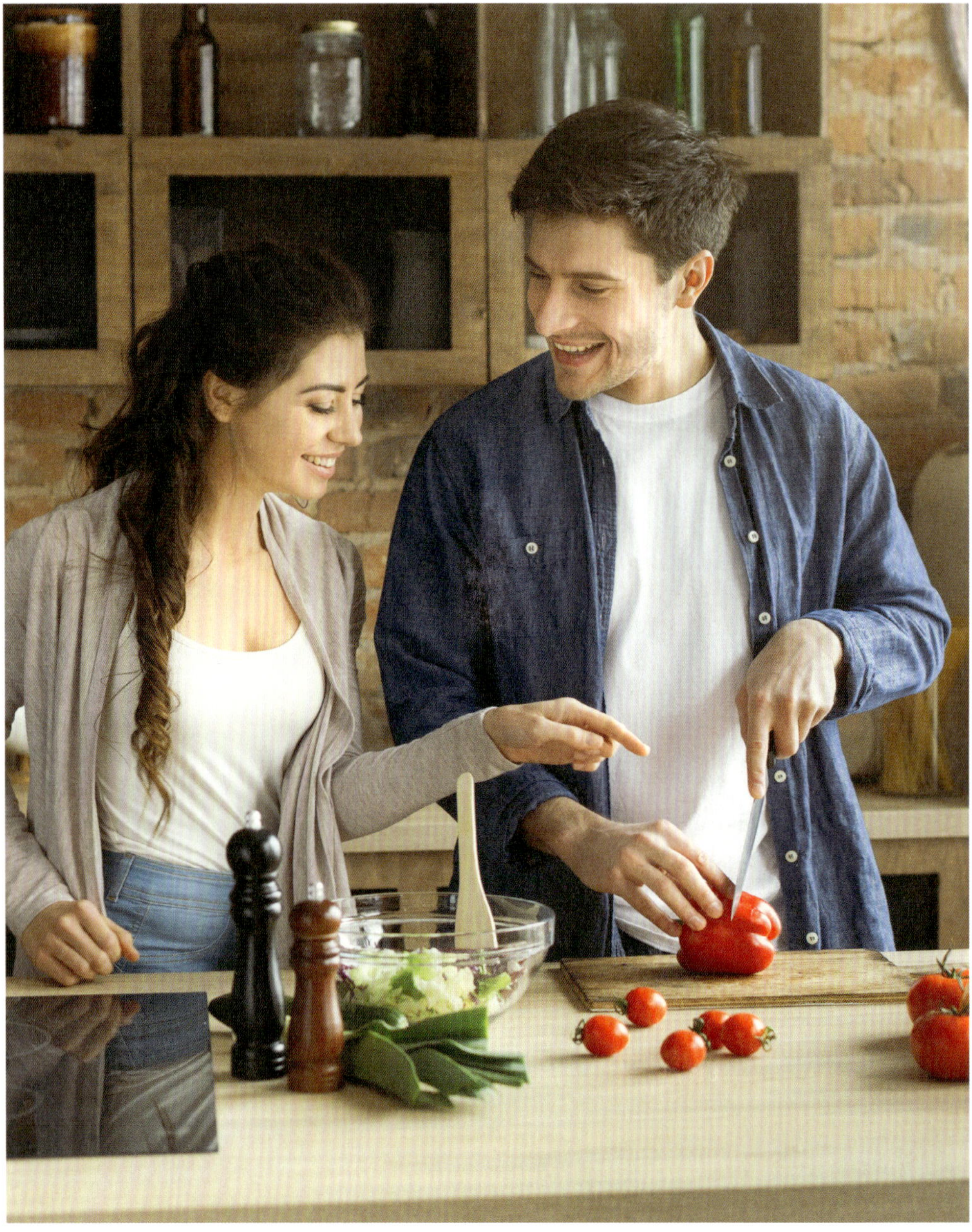

REZEPTE

Weniger Zucker, trotzdem lecker!

Zuckerarm zu kochen ist nicht immer einfach. Süßes Frühstück, zuckerreiche Snacks und gezuckerte Getränke machen den Vorsatz, mit weniger Zucker auszukommen, leicht zunichte. In diesem Kapitel finden Sie Anregungen, wie Sie einfach Zucker sparen können, sogar beim Dessert. Also: An die Töpfe, fertig, los!

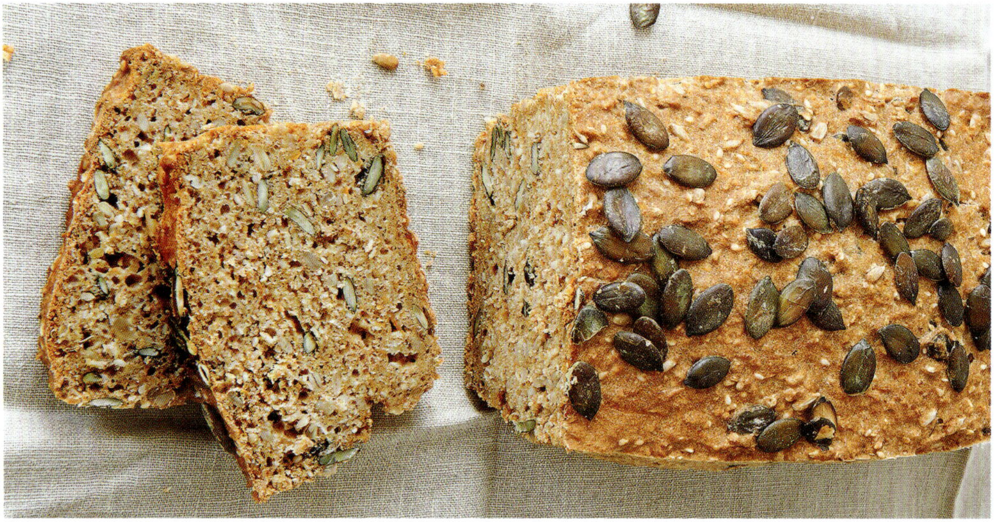

HAFERFLOCKENBROT MIT MÖHREN

300 g Vollkorn-Dinkelmehl
100 g Feinblatt-Haferflocken
100 g Sonnenblumenkerne
80 g Kürbiskerne
40 g Sesam
1 Pck. Trockenhefe (7 g)
Salz
2 TL Brotgewürz (nach Belieben)
1 kleine Möhre
1 EL Olivenöl
Außerdem:
Kastenform (25 cm lang)
Fett und Mehl für die Form

Für 1 Brot (ca. 25 Scheiben)
15 Min. Zubereitung
1 Std. Backzeit

1. Den Backofen auf 200 °C vorheizen. Die Kastenform einfetten und mit etwas Mehl ausstäuben (oder die Form mit Backpapier auslegen). Dinkelmehl mit Haferflocken, Sonnenblumenkernen, 60 g Kürbiskernen, Sesam, Trockenhefe, 1 EL Salz und eventuell dem Brotgewürz in einer großen Schüssel vermischen.

2. Die Möhre schälen und fein raspeln. Möhrenraspel, Olivenöl und 500 ml Wasser zu den trockenen Zutaten geben und alles mit den Knethaken des Handrührgeräts zu einem glatten Teig verarbeiten.

3. Den Teig in die Form geben und mit den übrigen Kürbiskernen (20 g) bestreuen. Die Form in den Ofen (Mitte) schieben und das Brot ca. 1 Std. backen. Dann das Haferflockenbrot aus dem Backofen nehmen, aus der Kastenform stürzen und auf einem Kuchengitter auskühlen lassen.

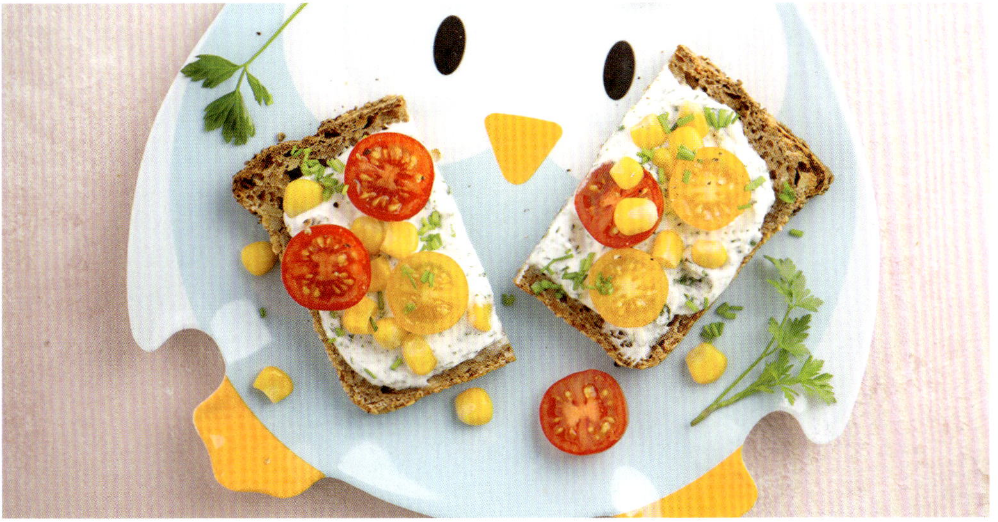

KRÄUTERQUARK MIT BUNTEN TOMATEN

- 100 g Cocktailtomaten (gelb und rot)
- 4 TL Mais (Dose)
- 125 g Quark (20 % Fett)
- 15 g TK-Gartenkräuter
- 1 kräftige Prise Salz
- Pfeffer nach Belieben
- 4 Scheiben (Roggen-) Vollkornbrot

Für 4 Brote
10 Min. Zubereitung

1. Die Tomaten waschen, trocknen und halbieren. Den Mais abtropfen lassen. Den Quark mit Kräutern und Salz verrühren und mit Pfeffer abschmecken.

2. Den Quark auf die Brotscheiben streichen. Die Tomatenhälften darauf verteilen, den Mais darüberstreuen und servieren.

Variante: Es kann auch ein hart gekochtes Ei geschält und gewürfelt unter den Quark gerührt werden, das macht noch länger satt.

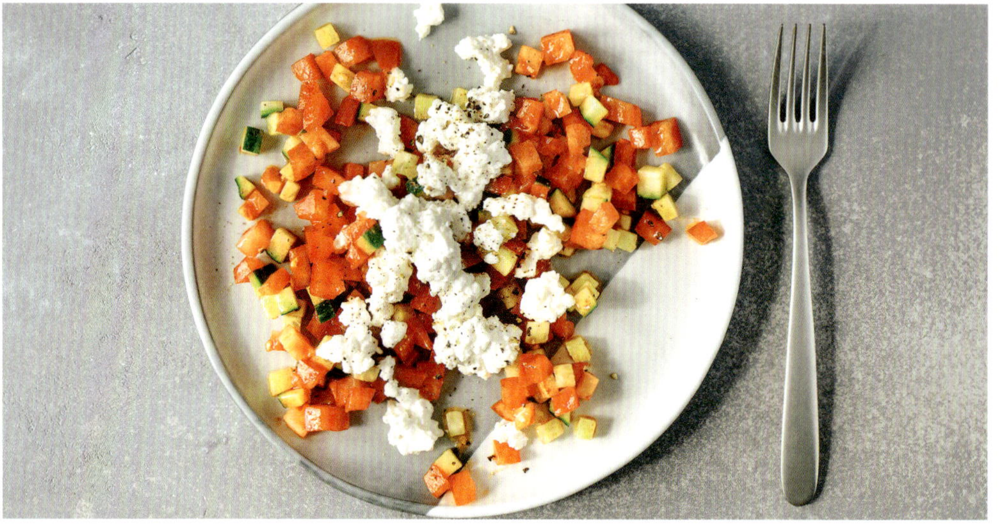

TOMATEN-GURKEN-HÜTTENKÄSE

1 Tomate
½ Bio-Salatgurke
200 g körniger Frischkäse
1 TL Olivenöl
½ TL edelsüßes Paprikapulver
Salz
Pfeffer

Für 2 Portionen
10 Min. Zubereitung

1. Die Tomate waschen und in möglichst kleine Würfel schneiden, dabei den Stielansatz entfernen. Die Gurke waschen und ebenfalls sehr klein würfeln.

2. Den Frischkäse mit Olivenöl, Paprikapulver, Salz und Pfeffer verrühren. Die Tomaten- und Gurkenwürfel auf zwei Teller verteilen, den Frischkäse darüberlöffeln. Der Hüttenkäse kann pur gegessen werden, er schmeckt aber auch als Brotaufstrich (dafür alles vermischen).

Tipp: Um das Hüttenkäse-Frühstück ein wenig gehaltvoller zu machen, 40 g Hirse, Quinoa oder Vollkorn-Couscous kochen und zusätzlich untermengen.

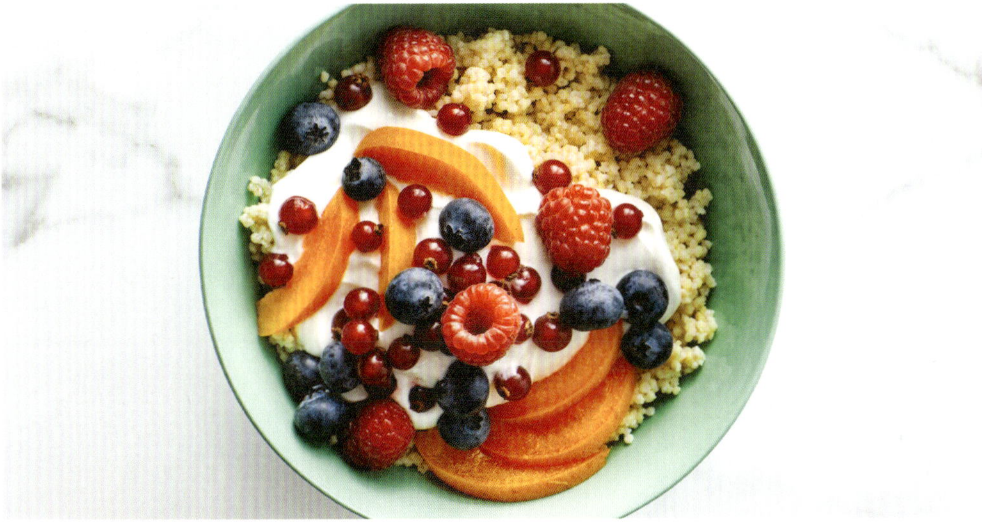

HIRSE MIT OBSTSALAT

400 ml Mandeldrink
1 EL Ceylon-Zimtpulver
100 g Hirse
100 g gemischte Beeren (z. B. Himbeeren, Heidelbeeren, Johannisbeeren)
2 Aprikosen
120 g griechischer Joghurt (10 % Fett)

Für 2 Portionen
20 Min. Zubereitung

1. Den Mandeldrink mit dem Zimt in einem Topf erhitzen. Die Hirse dazugeben und ca. 15 Min. bei mittlerer Hitze gar köcheln lassen, dabei ab und zu umrühren.

2. Inzwischen das Obst waschen und putzen, die Beeren falls nötig verlesen. Johannisbeeren von den Rispen streifen. Die Aprikosen halbieren, entsteinen und in kleine Würfel oder dünne Spalten schneiden.

3. Die gegarte Hirse auf zwei Schüsseln verteilen. Den Joghurt daraufhäufen und mit den Beeren und den Aprikosen garnieren.

Tipp: Die Hirse kann auch durch andere Pseudo-Getreidesorten ausgetauscht werden. Nimmt man beispielsweise Quinoa, bleibt das Gericht weiterhin glutenfrei, und auch die Garzeit verändert sich nicht.

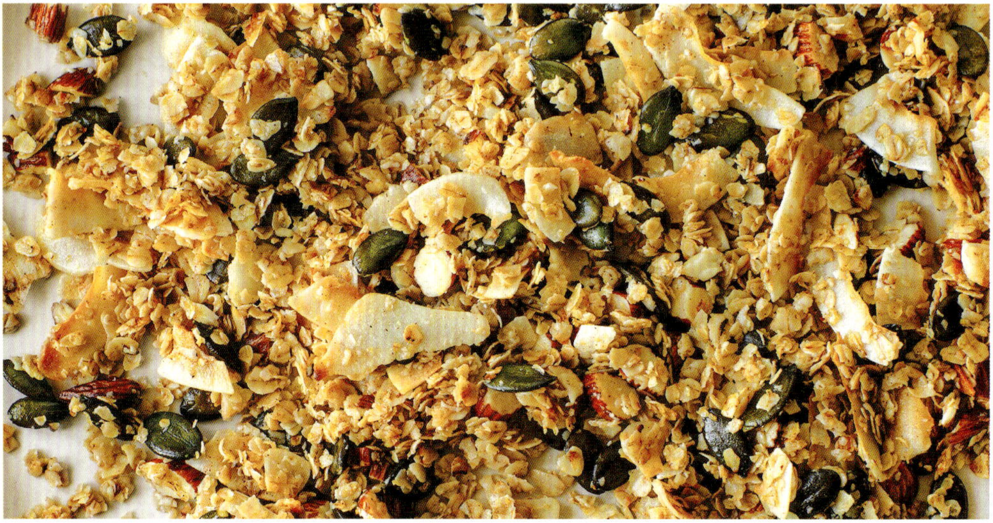

- 2 EL Mandeln
- 50 g Feinblatt-Haferflocken
- 2 EL Kokoschips
- 2 EL Kürbiskerne
- 1 TL Ceylon-Zimtpulver
- 2 EL Kokosöl

Für 10 Portionen
10 Min. Zubereitung

5-MINUTEN-GRANOLA AUS DER PFANNE

1. Die Mandeln grob hacken und mit den Haferflocken, den Kokoschips, den Kürbiskernen und dem Zimt in einer Schüssel vermischen.

2. Kokosöl in einer Pfanne erhitzen. Darin die Granola-Mischung bei mittlerer Hitze 5 Min. rösten, dabei zwischendurch umrühren.

3. Das Granola auskühlen lassen, in ein großes Schraubglas oder einen Vorratsbehälter füllen und gut verschließen. Haltbarkeit: ca. 3 Monate.

Tipp: Das Granola kann durch klein geschnittene Trockenfrüchte wie Sauerkirschen, Aprikosen, Datteln oder Pflaumen sowie Rosinen ergänzt werden. Die gewünschte(n) Zutat(en) einfach kurz mitrösten.

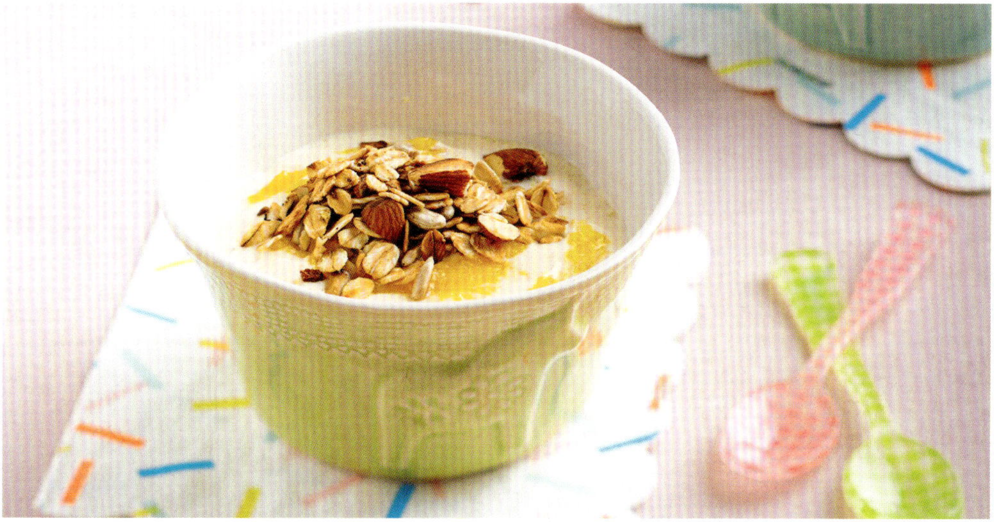

MANGO-JOGHURT-MÜSLI

- 10 g Sonnenblumenkerne
- 20 g Mandeln
- 50 g Haferflocken
- 100 g reife Mango
- 200 g Joghurt
- 2 Msp. gemahlene Vanille

Für 2 Portionen
15 Min. Zubereitung

1. Sonnenblumenkerne, Mandeln und Haferflocken bei mittlerer Hitze unter gelegentlichem Wenden 5 Min. anrösten.

2. Mango schälen, vom Kern lösen, in Stücke schneiden, in einen hohen Rührbecher geben und mit dem Mixstab fein pürieren. Joghurt und Vanille dazugeben und alles gut mischen.

3. Mangojoghurt auf zwei Schalen verteilen und mit dem Müsli bestreut servieren.

Tipp: Sie können den Mangojoghurt auch auf Vorrat herstellen und im Kühlschrank aufbewahrt innerhalb von drei Tagen aufbrauchen. Das geröstete Müsli lässt sich ebenfalls auf Vorrat herstellen. Es hält sich in einem Schraubglas aufbewahrt 4 Wochen.

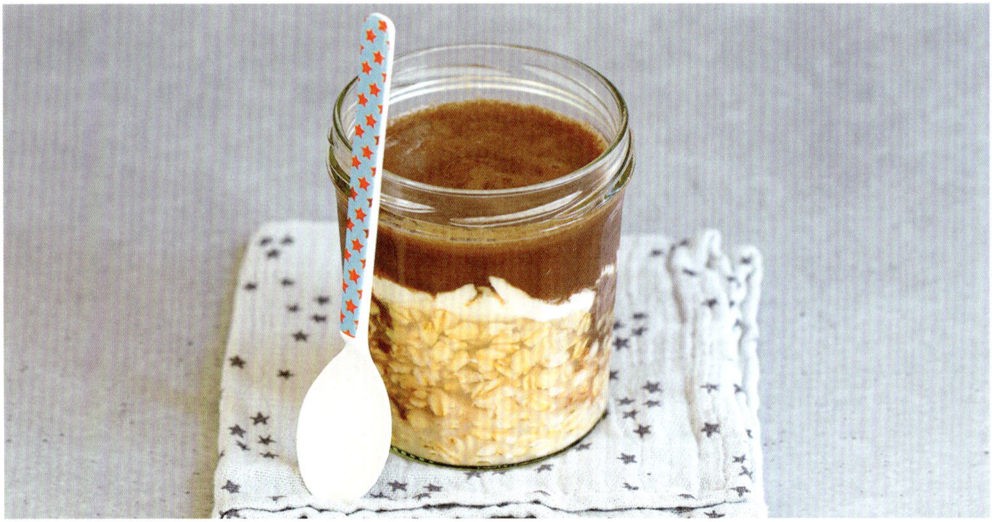

OVERNIGHT-OATS MIT SCHOKOLADENSAUCE

- 80 g Haferflocken
- 25 g Softdatteln (entsteint)
- 2 TL schwach entöltes Kakaopulver
- 100 g Naturjoghurt

Für 2 Portionen
15 Min. Zubereitung
Über Nacht quellen lassen

1. Die Haferflocken auf zwei Schraubgläser verteilen und mit je 100 ml kochendem Wasser übergießen.

2. Datteln in einen Rührbecher geben, mit 100 ml heißem Wasser übergießen und 10 Min. quellen lassen. Anschließend Kakaopulver dazugeben und mit einem Mixstab glatt pürieren.

3. Joghurt auf die Haferflocken geben, dann die Schokoladensauce einfüllen, die Gläser verschließen und im Kühlschrank über Nacht ausquellen lassen.

Tipp: Dazu schmeckt frisches Obst, zum Beispiel Ananaswürfel oder Johannisbeeren.

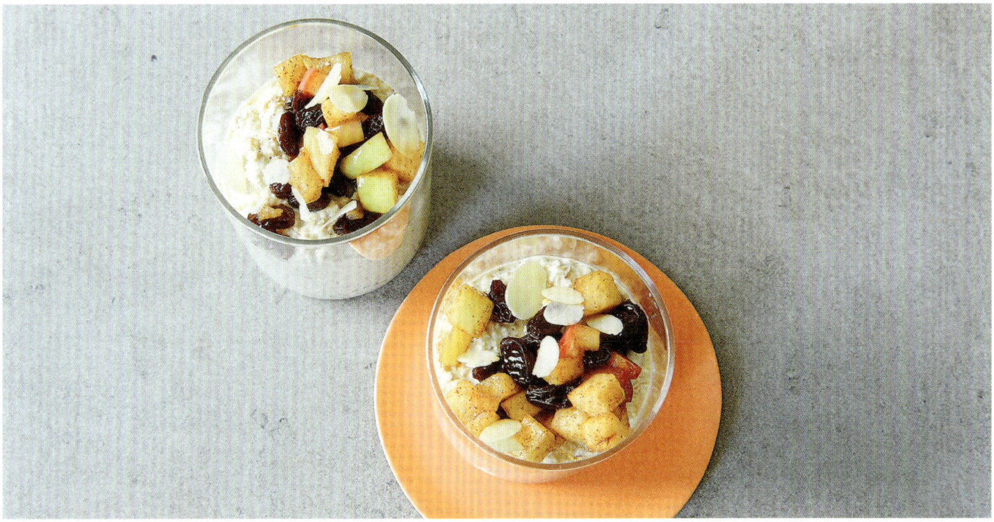

BRATAPFEL-OVERNIGHT-OATS

80 g Feinblatt-Haferflocken
2 EL gemahlene Mandeln
300 ml Haferdrink
1 Apfel
1 EL Kokosöl
2 EL Rosinen
1 TL Zimtpulver
¼ TL gemahlener Sternanis
2 EL Mandelblättchen

Für 2 Portionen
10 Min. Zubereitung
Über Nacht quellen lassen

1. Die Haferflocken mit den gemahlenen Mandeln und dem Haferdrink in einer Schüssel verrühren. Die Oats auf zwei Schälchen oder (Schraub-)Gläser verteilen.

2. Den Apfel waschen, vierteln, entkernen und in kleine Stücke schneiden. Das Kokosöl in einem Topf erhitzen. Die Apfelstücke und Rosinen 3–4 Min. darin andünsten. Mit Zimt und Anis würzen.

3. Die Bratapfelmischung auf den Oats verteilen. Die Schälchen oder (Schraub-)Gläser abdecken oder verschließen und die Oats über Nacht (8–12 Std.) im Kühlschrank quellen lassen. Am nächsten Tag mit den Mandelblättchen garnieren, servieren.

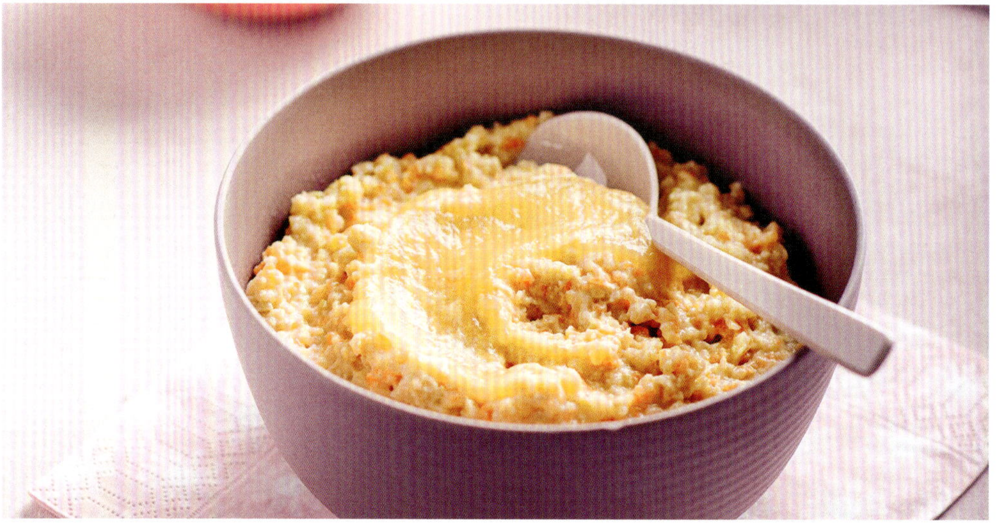

APFEL-MÖHREN-PORRIDGE MIT NUSS

1 Möhre
½ Apfel
300 ml Milch
75 g Feinblatt-Haferflocken
30 g gemahlene Mandeln
4 EL Apfelmark

Für 2 Portionen
20 Min. Zubereitung

1. Die Möhre schälen, die Enden abschneiden, den Apfel waschen, vierteln und entkernen. Beides in grobe Stücke schneiden und im Blitzhacker fein hacken. Alternativ auf einer Küchenreibe fein reiben.

2. Die Milch mit geraspelten Apfel- und Möhrenstücken aufkochen. Die Haferflocken und die Mandeln einrühren und 5 Min. bei kleiner Hitze unter Rühren köcheln lassen, sodass ein cremiges Porridge entsteht.

3. Das Porridge auf zwei Schalen verteilen, mit je 2 EL Apfelmark verrühren und servieren. Wenn Sie noch mehr Zucker einsparen möchten, lassen Sie das Apfelmark weg.

Gut zu wissen: Während Apfelmus zugesetzten Zucker enthält, besteht Apfelmark nur aus passierten Äpfeln – ohne Zuckerzusatz.

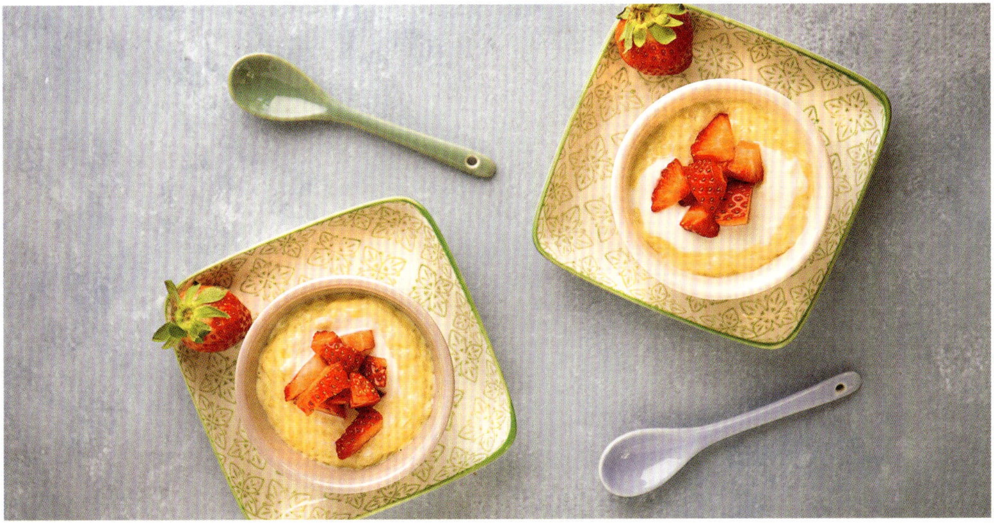

KOKOS-ORANGEN-REIS MIT ERDBEEREN

75 g Milchreis
100 ml Orangensaft
100 ml Kokosmilch
100 g Erdbeeren
100 g Naturjoghurt

Für 3 Portionen
20 Min. Zubereitung

1 Den Milchreis mit Orangensaft und Kokosmilch in einen Topf geben. Einmal aufkochen lassen und dann bei geschlossenem Deckel auf der kleinsten Stufe 15 Min. garen.

2 Inzwischen die Erdbeeren waschen, putzen und klein würfeln. Den Kokos-Orangen-Reis mit dem Joghurt mischen, auf Schälchen verteilen und mit den Erdbeeren bestreut servieren.

Tipp: Dieses Frühstück können Sie auch als Dessert anbieten. Da der Reis auch kalt schmeckt, lässt sich alles am Abend zuvor vorbereiten.

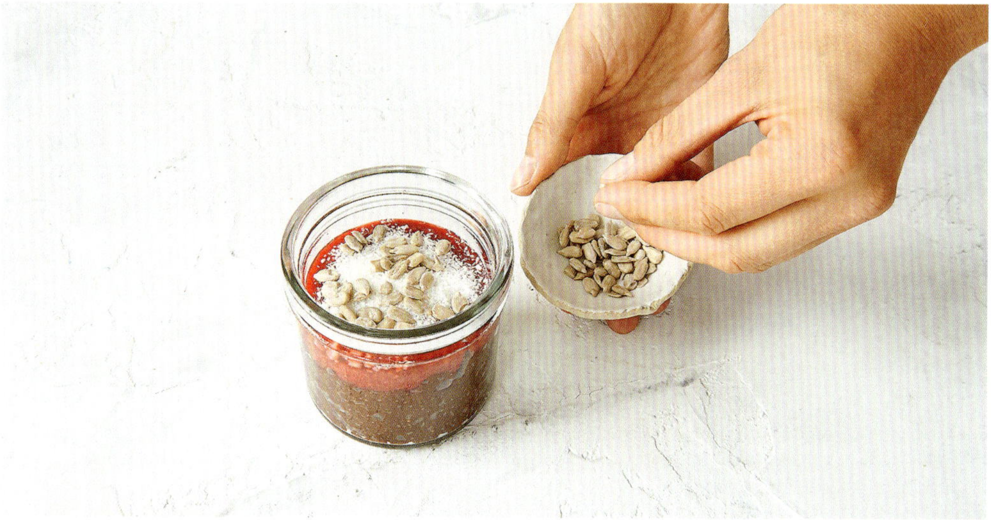

KOKOS-CHIA-PUDDING

1 EL Kokosmus
2 EL rohes Kakaopulver (ohne Zucker)
4 EL Chia-Samen
100 g Himbeeren (ersatzweise aufgetaute TK-Himbeeren)
2 EL Kokosraspel
1 EL Sonnenblumenkerne

Für 2 Portionen
15 Min. Zubereitung
Über Nacht quellen lassen

1. Das Kokosmus mit dem Kakaopulver und 200 ml lauwarmem Wasser mit einem Schneebesen kräftig verrühren. Die Chia-Samen unterrühren und die Mischung ca. 10 Min. quellen lassen.

2. Dann die Kokos-Chia-Mischung noch einmal gut durchrühren und auf zwei Schälchen oder (Schraub-)Gläser verteilen. Abdecken oder verschließen und den Pudding über Nacht (8–12 Std.) in den Kühlschrank stellen und quellen lassen.

3. Die Himbeeren verlesen, abbrausen und trocken tupfen. Die Beeren in einen hohen Rührbecher geben und mit dem Pürierstab fein pürieren. Das Püree auf dem Kokos-Chia-Pudding verteilen. Den Pudding mit Kokosraspeln und Sonnenblumenkernen garnieren.

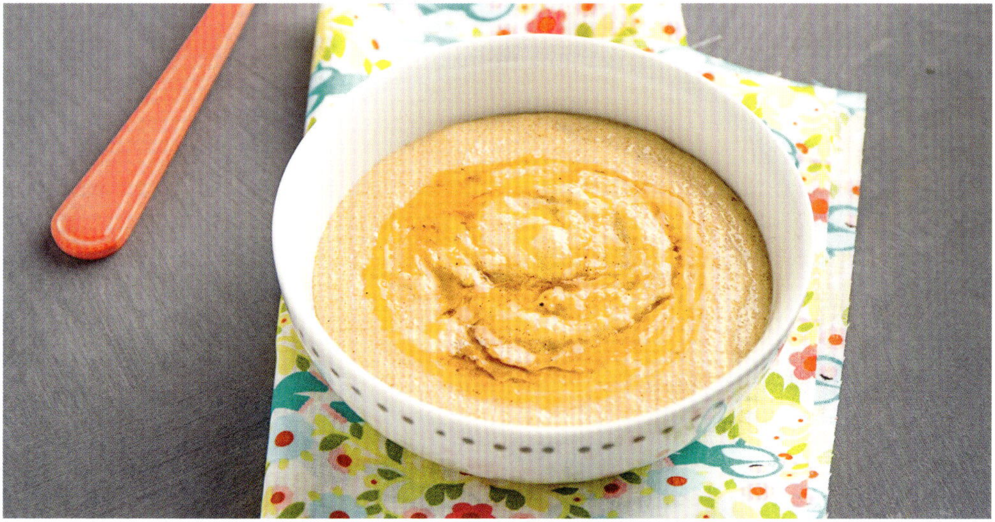

HASELNUSS-GRIESSBREI

80 g Weichweizengrieß
½ TL gemahlene Bourbon-Vanille
550 ml Milch
2 EL Haselnussmus
4 TL Honig

Für 4 Portionen
15 Min. Zubereitung

1. Den Grieß mit der Vanille mischen. Milch in einem Topf aufkochen. Dann die Grieß-Vanille-Mischung einrieseln lassen und mit einem Schneebesen einrühren, bis es andickt. Das dauert ca. 2–3 Min.

2. Dann die Masse vom Herd nehmen und das Haselnussmus einrühren. Auf vier Schälchen verteilen, Honig darübergeben und servieren.

Variante: Statt mit Honig und Haselnussmus den Grieß mit 4 EL Apfelmark servieren.

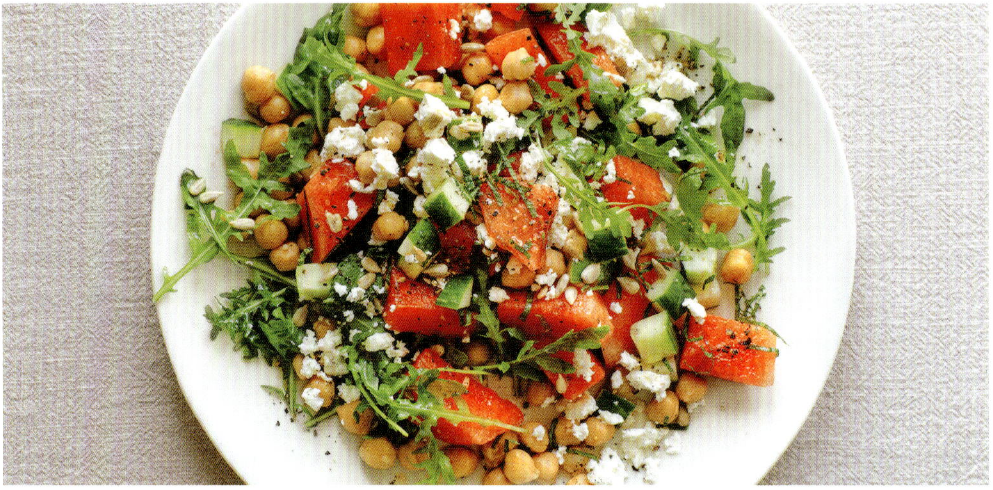

WASSERMELONEN-FETA-SALAT

250 g Wassermelone (möglichst kernfrei)
100 g Kichererbsen (aus dem Glas, ohne Zucker)
50 g Rucola
¼ Bio-Salatgurke
75 g Schafskäse (Feta)
1 EL Sonnenblumenkerne
2 Stängel Minze
2 EL Zitronensaft
2 EL Olivenöl
Salz
Pfeffer

Für 2 Portionen
15 Min. Zubereitung

1. Die Wassermelone von Schale und Kernen befreien und in mundgerechte Stücke schneiden. Die Kichererbsen in ein Sieb abgießen, kalt abbrausen und abtropfen lassen.

2. Den Rucola waschen und trocken schleudern. Falls nötig, dicke Stiele abzwicken, die Blätter etwas kleiner schneiden. Die Gurke waschen, putzen und in 1 cm große Würfel schneiden. Den Schafskäse in kleine Würfel schneiden oder zerbröckeln.

3. Die Sonnenblumenkerne in einer Pfanne 2–3 Min. bei mittlerer Hitze rösten. Minze abbrausen und trocken schütteln, die Blättchen abzupfen und fein hacken.

4. Die Wassermelone mit Kichererbsen, Rucola, Gurke und Schafskäse in eine Schüssel geben. Den Zitronensaft mit Olivenöl, Salz und Pfeffer verrühren und das Dressing zum Salat geben. Sonnenblumenkerne und Minze ebenfalls dazugeben. Alles vermischen, den Salat mit Salz und Pfeffer abschmecken.

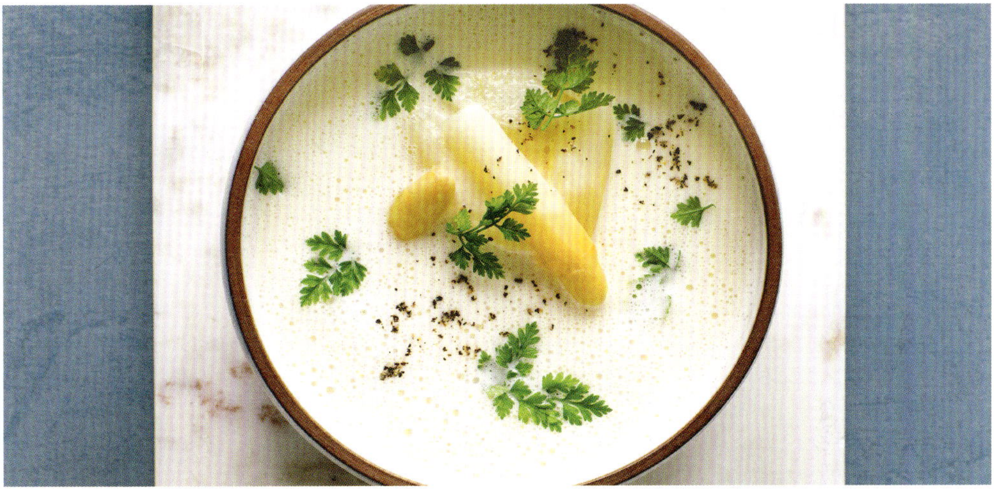

SPARGELSUPPE MIT KERBEL

500 g weißer Spargel
2 EL Olivenöl
750 ml Gemüsebrühe
1 Bund Kerbel
200 g Sahne
2 TL Zitronensaft
Salz
Pfeffer
1 TL frisch geriebene Muskatnuss

Für 2 Portionen
20 Min. Zubereitung

1. Den Spargel schälen und die holzigen Enden knapp abschneiden, die Stangen in kleine Stücke schneiden.

2. Das Olivenöl in einem Topf erhitzen. Darin den Spargel 1–2 Min. andünsten. Mit der Gemüsebrühe ablöschen und bei mittlerer Hitze 10 Min. köcheln lassen, bis die Spargelstücke gar sind.

3. Inzwischen Kerbel abbrausen und trocken schütteln, die Blättchen abzupfen. Die Hälfte des Kerbels für die Garnitur beiseitelegen, den Rest fein hacken und mit der Sahne und dem Zitronensaft zum Spargel geben.

4. Die Suppe mit dem Pürierstab fein pürieren. Mit Salz, Pfeffer und Muskat würzen. Die Spargelsuppe auf zwei Schüsseln verteilen, mit dem übrigen Kerbel garnieren.

Tipp: Wer die Suppe noch mit ein wenig Spargel garnieren möchte, fischt einfach ein paar gegarte Spargelstücke vor dem Pürieren aus der Brühe.

MAIS-GAZPACHO MIT POPCORN

Für die Gazpacho:
1 gelbe Paprika
100 g gelbe Tomaten
½ Salatgurke
1 Schalotte
1 Knoblauchzehe
1 gelbe Chilischote (nach Belieben)
200 g Mais (aus dem Glas, ohne Zucker)
1 TL Zitronensaft
5 Eiswürfel (nach Belieben)
Salz
Pfeffer
Für das Popcorn:
1 TL Rapsöl
2 EL Popcorn-Mais

Für 2 Portionen
25 Min. Zubereitung

1. Für die Gazpacho die Paprika waschen, halbieren, weiße Seitenwände und Kerne entfernen. Die Tomaten waschen und die Stielansätze herausschneiden. Gurke, Schalotte und Knoblauch schälen. Falls verwendet, die Chilischote waschen, halbieren, weiße Seitenwände und Kerne entfernen. Alles in grobe Würfel schneiden.

2. Alle vorbereiteten Zutaten mit Mais und Zitronensaft sowie (nach Belieben) den Eiswürfeln oder 100 ml Wasser in einen Hochleistungsmixer geben und zu einer Suppe mixen. Mit Salz und Pfeffer würzen.

3. Für das Popcorn einen kleinen Topf bei mittlerer Hitze heiß werden lassen. Das Rapsöl darin durch Schwenken des Topfs gleichmäßig verteilen. Popcorn-Mais hineingeben, Deckel auflegen. Nach wenigen Augenblicken beginnen die Körner aufzupoppen. Dann den Topf ab und zu rütteln, ohne ihn anzuheben – die Hitze soll beständig bleiben, damit das Aufpoppen nicht unterbrochen wird. Sobald keine Pop-Geräusche mehr zu hören sind, ist das Popcorn fertig.

4. Das Popcorn vom Herd nehmen, kurz abkühlen lassen. Die Gazpacho auf zwei Schüsseln oder tiefe Teller verteilen, das Popcorn als Topping daraufstreuen.

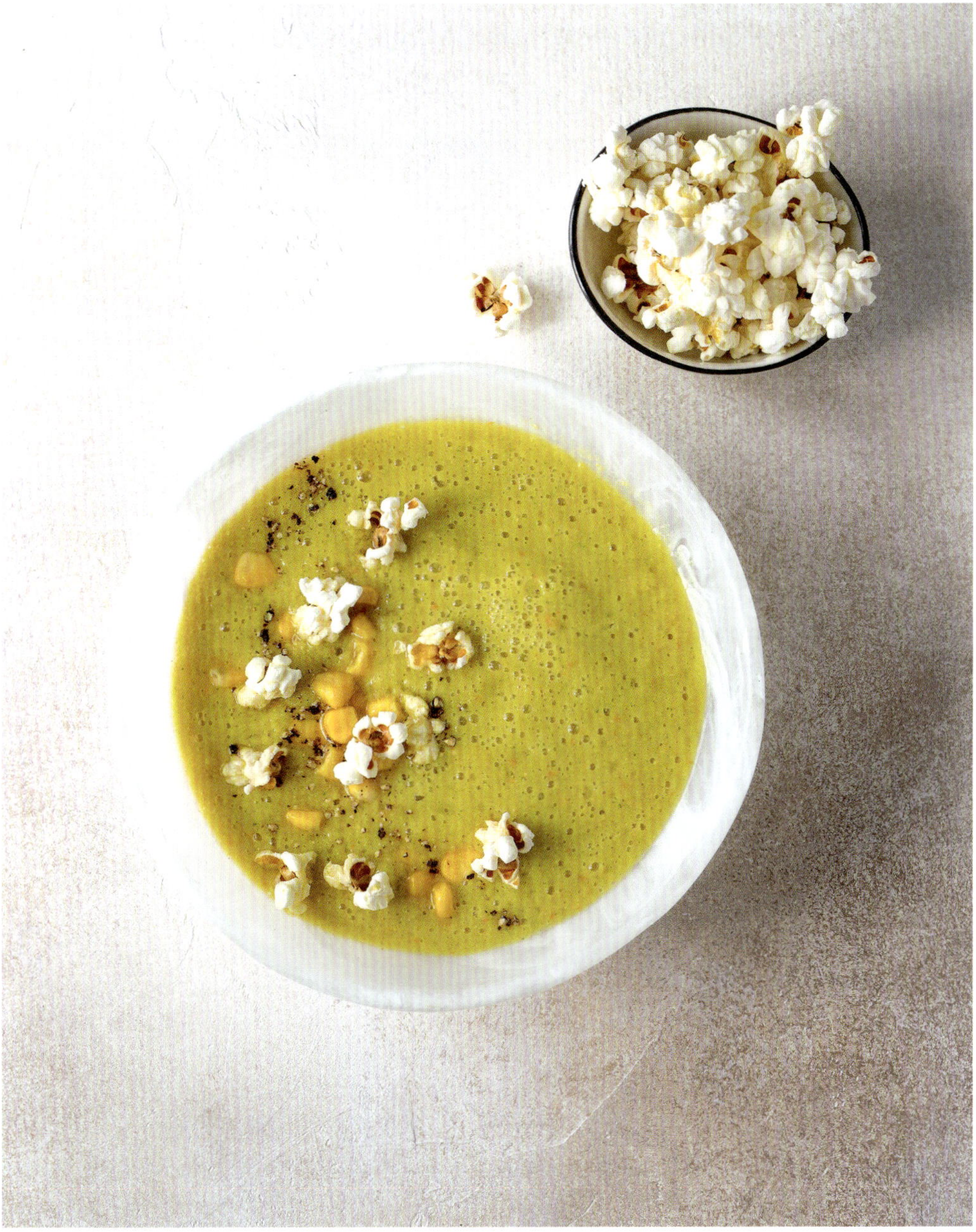

QUINOASALAT MIT AVOCADO UND EI

100 g weiße Quinoa
300 ml Gemüsebrühe
2 Eier (M)
50 g Rucola
1 Avocado
2 Zitronen
1 TL Apfelessig
2 EL Senf (ohne Zucker)
2 EL Olivenöl
Salz
Pfeffer
1 Box Gartenkresse

Für 2 Portionen
30 Min. Zubereitung

1. Quinoa in ein Sieb geben, abbrausen und abtropfen lassen. In einem Topf die Gemüsebrühe aufkochen. Quinoa dazugeben und bei mittlerer Hitze 15 Min. gar köcheln lassen, dabei zwischendurch umrühren. Die Quinoa abgießen und abkühlen lassen.

2. Inzwischen die Eier in 8–9 Min. hart kochen, dann kalt abschrecken, schälen und in Achtel schneiden. Den Rucola verlesen, waschen und trocken schleudern, dicke Stängel abschneiden.

3. Die Avocado halbieren und den Kern entfernen. Das Fruchtfleisch mit einem Esslöffel aus der Schale lösen, in Würfel schneiden und in eine Schüssel geben. Den Saft der Zitronen auspressen, die Hälfte davon über die Avocado träufeln. Den übrigen Zitronensaft mit Apfelessig, Senf, Olivenöl, Salz und Pfeffer zu einem Dressing verrühren.

4. Die Quinoa und den Rucola zur Avocado geben, das Dressing unterrühren. Den Salat mit Salz und Pfeffer abschmecken. Salat mit den Eiern garnieren. Die Kresse mit einer Küchenschere abschneiden, eventuell noch hacken und über den Salat streuen.

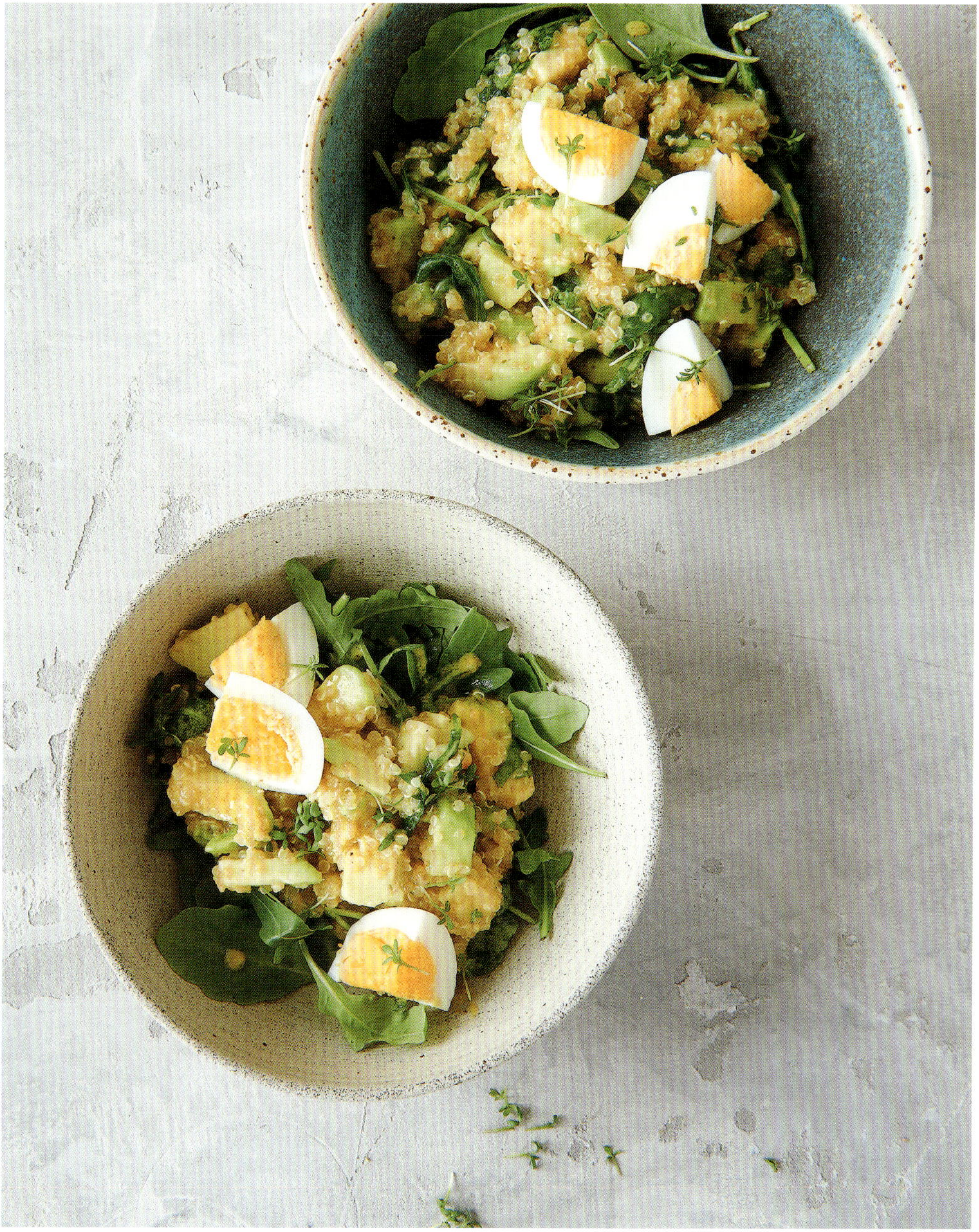

150 g kurze Vollkornnudeln (z. B. Spirelli, Fusilli, Penne)
Salz
150 g rote Kirschtomaten
80 g Baby-Blattspinat
½ Bund Basilikum
150 g Mini-Mozzarella
½ Zitrone
2 EL Olivenöl
1 EL Kräuter der Provence
Pfeffer
Außerdem:
2 Einmachgläser (à ca. 700 ml)
1 Einmachglas (ca. 100 ml)

Für 2 Portionen
20 Min. Zubereitung

CAPRESE-SALAT IM GLAS

1. Die Nudeln nach Packungsanweisung in Salzwasser bissfest garen, in ein Sieb abgießen, kalt abschrecken und abtropfen lassen.

2. Inzwischen die Kirschtomaten waschen und halbieren oder vierteln. Den Blattspinat verlesen, waschen und trocken schleudern. Das Basilikum abbrausen und trocken schütteln, die Blättchen abzupfen.

3. Die Nudeln auf die beiden großen Einmachgläser verteilen. Dann die Kirschtomaten und die Mozzarella-Kugeln darübergeben. Zum Schluss als oberste Schicht den Blattspinat und die Basilikumblättchen einfüllen. Die Gläser gut verschließen.

4. Den Saft der Zitrone auspressen und mit dem Olivenöl, den Kräutern der Provence, Salz und Pfeffer zu einem Dressing verrühren. In das kleine Einmachglas füllen und erst kurz vor dem Essen zum Salat geben.

Variante: Für Abwechslung sorgen glutenfreie Nudeln aus Hülsenfrüchten oder Pseudogetreiden wie Quinoa.

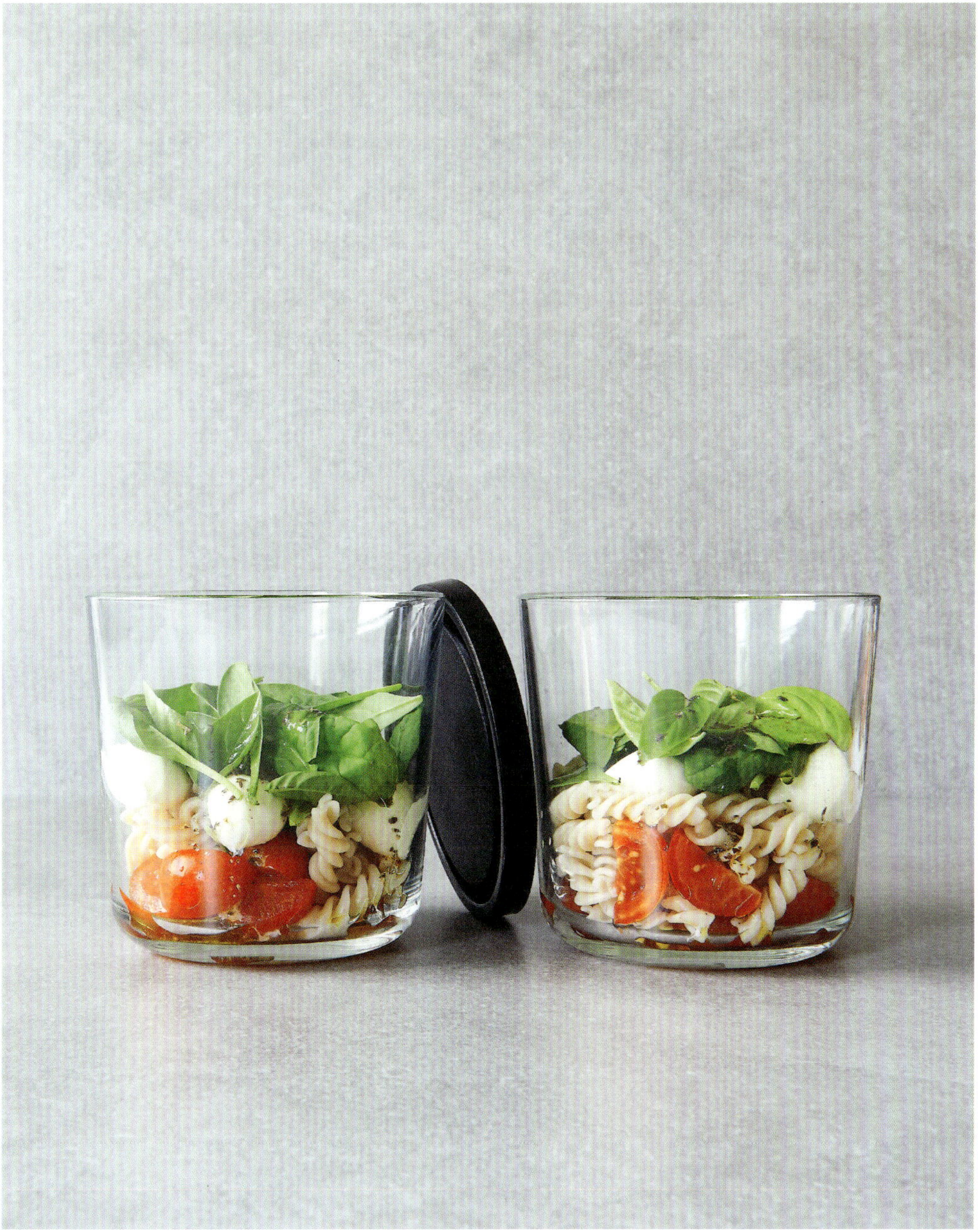

NUDEL-SPARGEL-SALAT

Für den Salat:
150 g lange, dünne Dinkelnudeln (z. B. Spaghetti)
Salz
100 g rote Kirschtomaten
2 Frühlingszwiebeln
250 g grüner Spargel
2 EL Olivenöl
Pfeffer
Für das Pesto:
100 g getrocknete Tomaten (in Öl, ohne Zucker)
50 g Pinienkerne
50 g geriebener Parmesan
Salz
Pfeffer
100 ml Olivenöl

Für 2 Portionen
30 Min. Zubereitung

1. Für den Salat die Nudeln nach Packungsanweisung in Salzwasser bissfest garen, in ein Sieb abgießen, kalt abschrecken und abtropfen lassen.

2. Inzwischen die Kirschtomaten waschen und vierteln. Frühlingszwiebeln waschen, putzen und in dünne Ringe schneiden. Den Spargel waschen, holzige Enden abschneiden. Die Stangen mit einem Sparschäler der Länge nach in dünne Streifen schneiden.

3. Olivenöl in einer Pfanne erhitzen. Darin Kirschtomaten, Frühlingszwiebeln und den Spargel bei mittlerer Hitze 5 Min. braten. Mit Salz und Pfeffer würzen.

4. Für das Pesto die getrockneten Tomaten, die Pinienkerne und den Parmesan in einen Hochleistungsmixer oder Blitzhacker geben und fein pürieren. Mit Salz und Pfeffer würzen, das Olivenöl gründlich unterrühren.

5. Die Nudeln mit dem Pesto Rosso und dem Gemüse in eine Schüssel geben und vermischen. Den Salat mit Salz und Pfeffer abschmecken.

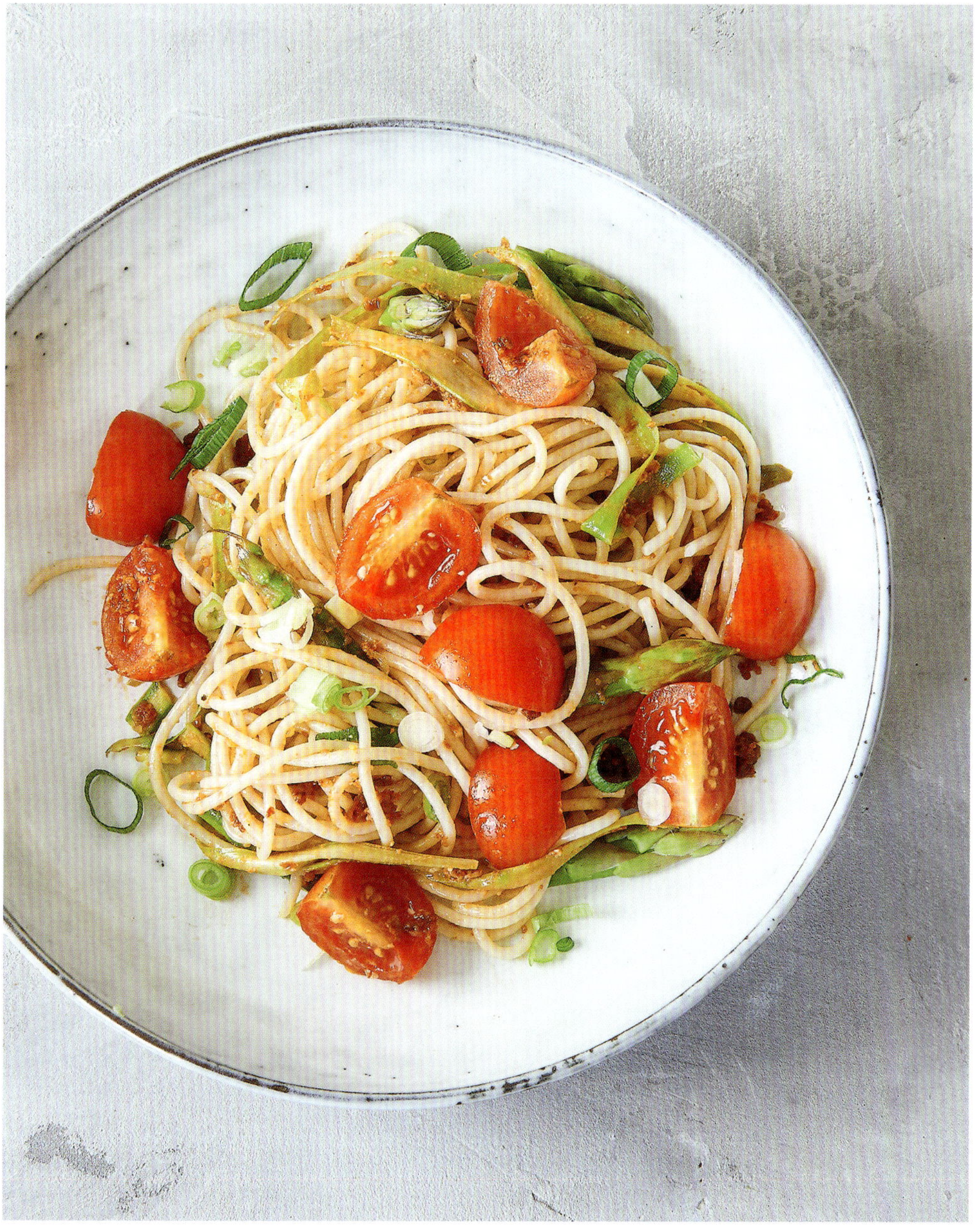

BROKKOLI-QUINOA-AUFLAUF

250 g Brokkoli
2 Knoblauchzehen
4 EL Mandeln
50 g Mozzarella
2 EL Olivenöl
100 g weiße Quinoa
250 g Sahne
100 ml Gemüsebrühe
2 Prisen frisch geriebene Muskatnuss
Salz
Pfeffer
Außerdem:
Auflaufform (20 × 15 cm)

Für 2 Portionen
10 Min. Zubereitung
25 Min. Backzeit

1. Den Backofen auf 200 °C vorheizen. Brokkoli waschen, putzen und in Röschen teilen. Den Knoblauch schälen und fein hacken. Die Mandeln ebenfalls fein hacken. Den Mozzarella in dünne Scheiben schneiden.

2. Eine Auflaufform mit 1 EL Olivenöl einfetten. Quinoa in ein Sieb geben, abbrausen und abtropfen lassen. Mit Brokkoli, Knoblauch, Mandeln, Sahne, Gemüsebrühe, übrigem Olivenöl (1 EL), Muskat, Salz und Pfeffer in einer Schüssel vermengen.

3. Brokkoli-Quinoa-Mischung in die Auflaufform geben und darin verteilen, mit den Mozzarellascheiben belegen. Den Auflauf im Ofen (Mitte) 25 Min. backen, bis Brokkoli und Quinoa gar sind und der Käse geschmolzen und leicht gebräunt ist.

Tipp: Der Auflauf wird etwas leichter, wenn statt der Sahne mehr Gemüsebrühe verwendet wird. Schmeckt auch mit pflanzlicher Alternative wie Cashew-Sahne sehr gut! Dafür 100 g Cashew-Mus mit 150 ml Wasser pürieren.

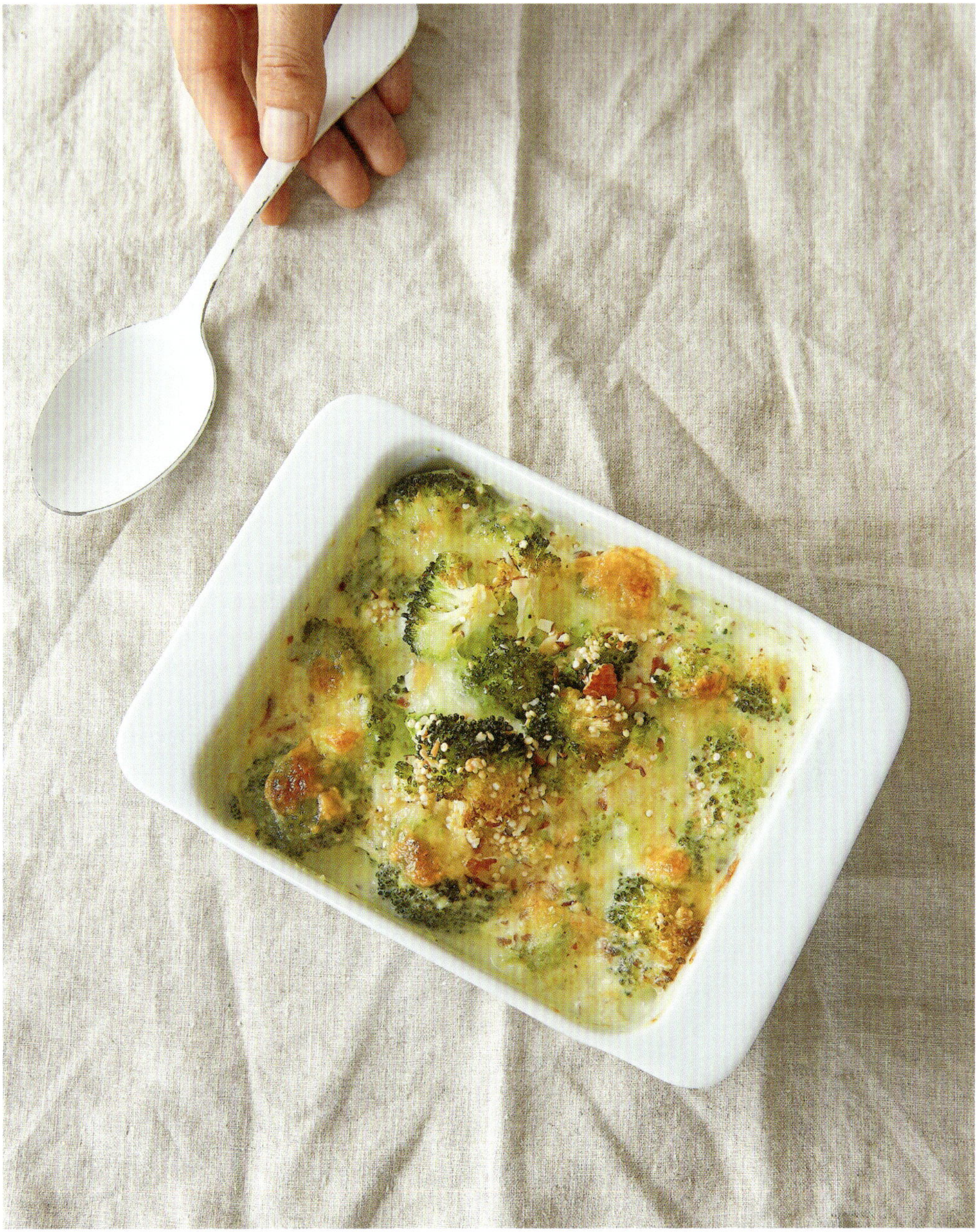

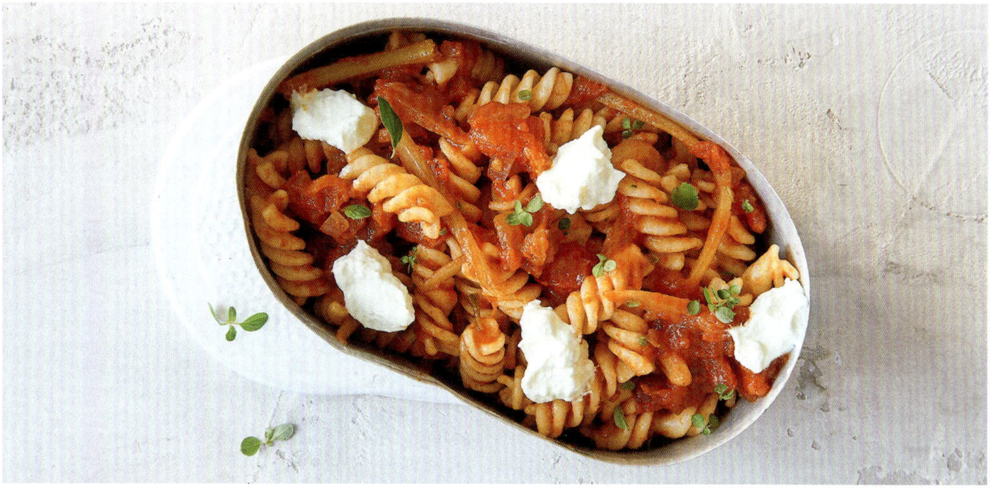

PASTA MIT FENCHELSAUCE

250 g kurze Dinkelnudeln (z. B. Spirelli, Fusilli, Penne)
Salz
1 Knolle Fenchel
1 rote Zwiebel
2 EL Olivenöl
2 EL Aceto balsamico (ohne Zucker)
1 Dose gehackte Tomaten (400 g, ohne Zucker)
Pfeffer
4 Stängel Oregano
125 g Ricotta

Für 2 Portionen
20 Min. Zubereitung

1. Die Nudeln nach Packungsanweisung in Salzwasser bissfest garen. Inzwischen Fenchel waschen, putzen und in kleine Stücke oder dünne Streifen schneiden. Die Zwiebeln schälen und fein würfeln.

2. Das Olivenöl in einem Topf erhitzen. Darin Zwiebel und Fenchel 1–2 Min. anbraten. Mit Aceto balsamico ablöschen, die Tomaten dazugeben und die Sauce bei mittlerer Hitze 5 Min. köcheln lassen. Die Sauce mit Salz und Pfeffer würzen.

3. Oregano abbrausen und trocken schütteln, die Blättchen abzupfen und ganz lassen oder fein hacken. Die Nudeln in einem Sieb kurz abtropfen lassen, dann sofort mit der Fenchelsauce auf Tellern anrichten. Den Ricotta mithilfe eines Teelöffels in Flöckchen auf der Pasta verteilen, den Oregano darüberstreuen.

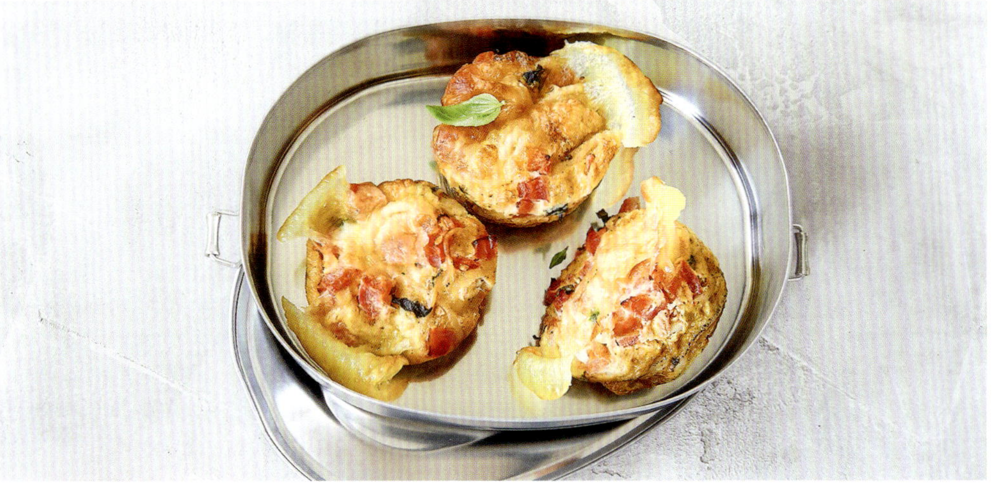

NUDELNESTER TOMATE-MOZZARELLA

100 g lange, dünne Dinkel-
nudeln (z. B. Spaghetti)
Salz
3 Eier (M)
Pfeffer
200 g Tomaten
4 Stängel Basilikum
125 g Mini-Mozzarella
Außerdem:
12er-Muffinform
Fett für die Form

Für 12 Stück
15 Min. Zubereitung
25 Min. Backzeit

1. Die Nudeln nach Packungsanweisung in Salzwasser bissfest garen, in ein Sieb abgießen, kalt abschrecken und abtropfen lassen.

2. Inzwischen den Backofen auf 175 °C vorheizen. Die Mulden der Muffinform einfetten. Eier in eine Schüssel aufschlagen und mit Salz und Pfeffer verquirlen. Die Tomaten waschen und in kleine Würfel schneiden, dabei die Stielansätze entfernen. Basilikum abbrausen und trocken schütteln, die Blättchen abzupfen.

3. Die Spaghetti in 12 gleich große Portionen teilen. Jede Nudelportion zu einem Nest formen und in eine Formmulde drücken. Dann die Tomaten, das Basilikum und die Eier auf die Mulden verteilen. Je 2 Mini-Mozzarella auf die Nudelnester setzen. Im Ofen (Mitte) ca. 25 Min. backen, kurz abkühlen lassen, aus der Form nehmen.

SUMMER-ROLLS

Für den Dip:
1 getrocknete Dattel (entsteint)
6 EL weißes Mandelmus
4 EL Olivenöl
2 EL Apfelessig
Salz
Für die Rolls:
12 große Radicchioblätter
200 g milder Rettich
2 Möhren
1 Mango
½ Limette
12 Reispapierblätter (ca. 20 cm Ø)
2 EL schwarzer Sesam

Für 2 Portionen (12 Stück)
40 Min. Zubereitung

1. Für den Dip die Dattel 10–15 Min. in ausreichend Wasser einweichen, dann herausnehmen und klein schneiden. Mit Mandelmus, Olivenöl, Apfelessig und 2 EL Wasser in einen hohen Rührbecher geben. Alles mit einem Pürierstab fein zerkleinern, mit Salz würzen.

2. Zwischendurch für die Summer-Rolls Radicchioblätter waschen, putzen und in dünne Streifen schneiden. Den Rettich und die Möhren schälen und beides in möglichst feine Streifen schneiden.

3. Die Mango schälen und das Fruchtfleisch in möglichst großen Stücken vom Stein schneiden, dann ebenfalls in dünne Streifen schneiden. Den Saft der Limette auspressen und über die Mango träufeln.

4. Die Reispapierblätter nacheinander in kaltem Wasser ca. 1 Min. einweichen, bis sie weich und biegsam sind, dann wieder herausnehmen und nebeneinander auf feuchten Geschirrtüchern auslegen.

5. Nun jedes Reispapierblatt in der Mitte so mit Salat, Rettich, Möhren und Mango belegen, dass rundherum ein Rand frei bleibt. Die Reispapierblätter jeweils oben und unten, rechts und links über die Füllung klappen und dann von unten her fest aufrollen.

6. Die Summer-Rolls auf Teller verteilen und mit dem Sesam bestreuen. Den Dip in extra Schälchen neben den Rolls auf die Teller setzen. Oder die Summer-Rolls zum Mitnehmen in eine Lunchbox geben und den Dip in ein kleines Einmachglas füllen.

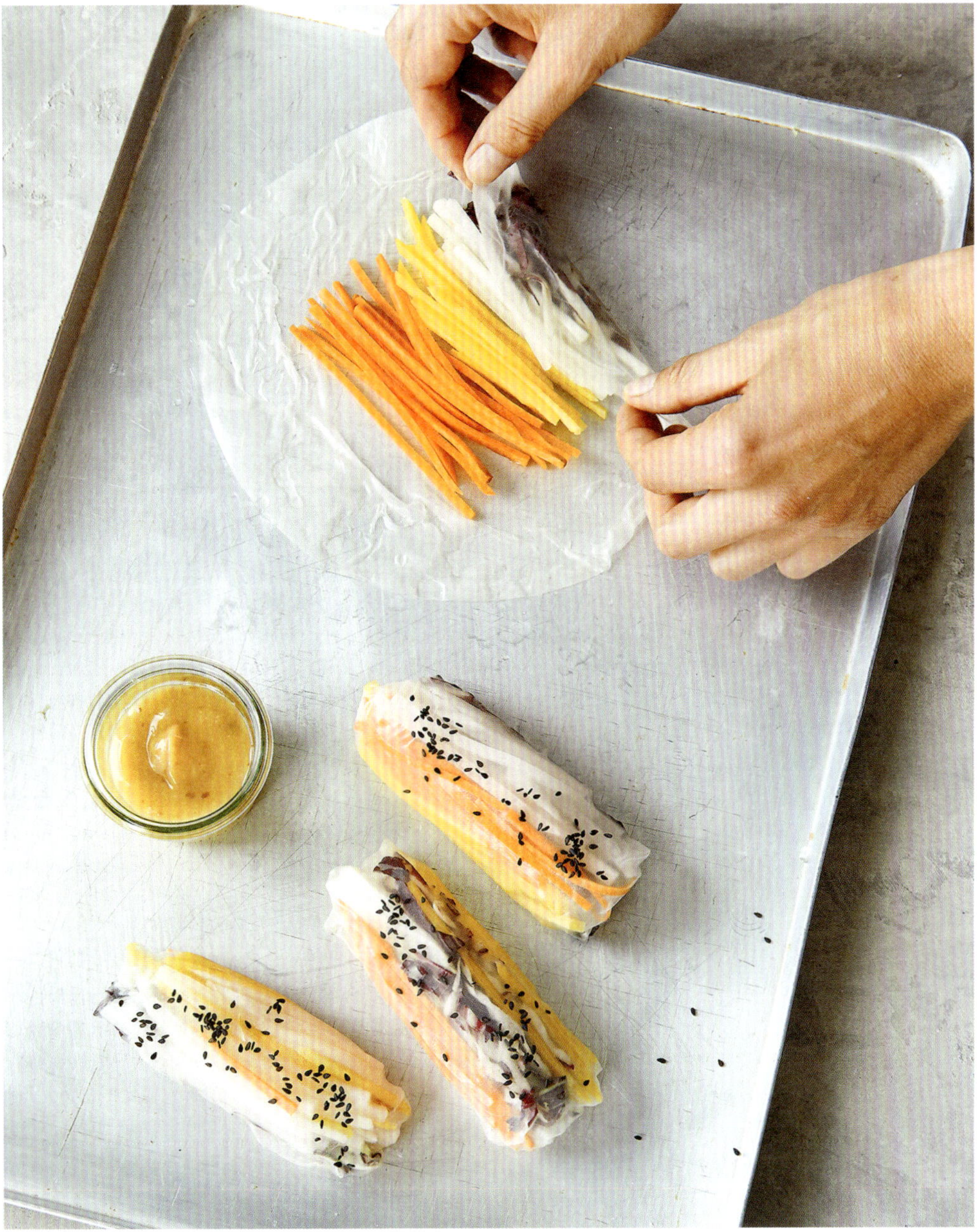

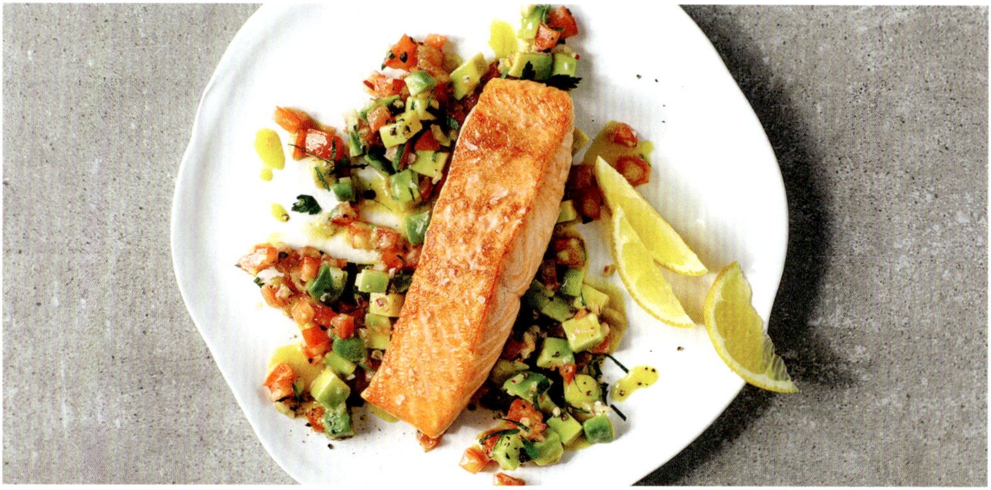

LACHS MIT AVOCADO-SALSA

1 Avocado
1 Tomate
½ rote Zwiebel
½ Bund glatte Petersilie
2 Stück Lachsfilet (à 150 g, ohne Haut)
4 EL Olivenöl
4 EL Zitronensaft
2 TL Senf (ohne Zucker)
Salz
Pfeffer

Für 2 Portionen
20 Min. Zubereitung

1. Die Avocado längs halbieren und entkernen. Das Fruchtfleisch mit einem Esslöffel aus der Schale lösen und sehr klein würfeln. Tomate waschen und ebenfalls klein würfeln, dabei den Stielansatz entfernen. Zwiebel schälen und fein würfeln. Die Petersilie abbrausen und trocken schütteln, Blättchen abzupfen und fein hacken. Alle Zutaten in einer Schüssel vermischen.

2. Die Lachsfilets mit Küchenpapier trocken tupfen. In einer Pfanne 2 EL Olivenöl erhitzen. Darin die Filets bei großer Hitze auf jeder Seite ca. 5 Min. braten.

3. Inzwischen für das Dressing Zitronensaft, Senf und das übrige Öl (2 EL) verrühren, mit Salz und Pfeffer würzen. Das Dressing unter die Avocado-Salsa mischen. Den Lachs salzen, pfeffern und mit der Salsa anrichten.

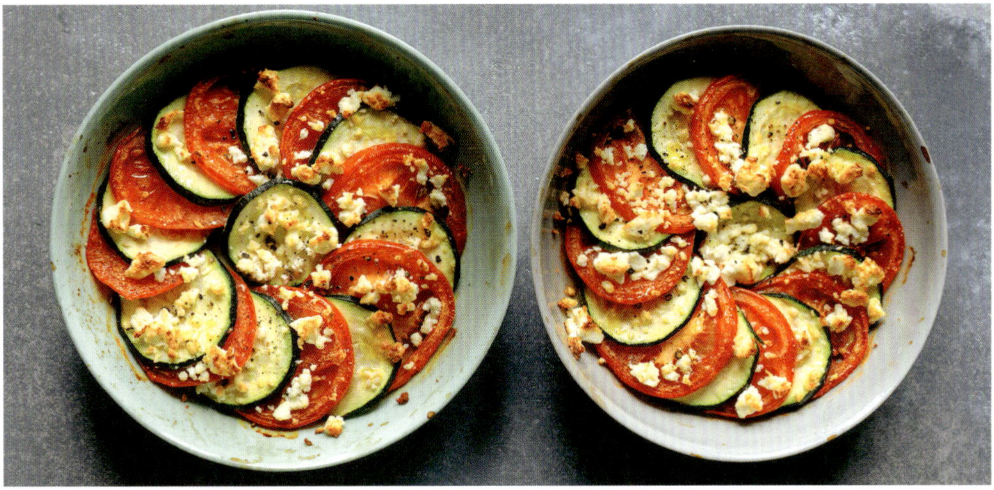

ZUCCHINI-TOMATEN-GRATIN

- 1 Zucchino
- 250 g Tomaten
- 2 EL Olivenöl
- Salz
- Pfeffer
- 200 g Schafskäse (Feta)

Für 2 Portionen
10 Min. Zubereitung
10 Min. Backzeit

1. Den Backofen auf 220 °C vorheizen. Zucchino waschen, putzen und in feine Scheiben schneiden. Die Tomaten waschen und ebenfalls in feine Scheiben schneiden, dabei die Stielansätze entfernen.

2. Zwei kleine Auflaufformen mit dem Olivenöl einpinseln. Die Zucchini- und Tomatenscheiben dachziegelartig hineinlegen und mit Salz und Pfeffer würzen. Den Schafskäse über das Gemüse bröckeln.

3. Die Auflaufformen in den Ofen (Mitte) schieben und das Gemüse ca. 10 Min. gratinieren, bis es schön weich und der Schafskäse goldbraun ist.

Tipp: Optional noch ein paar dünne Auberginenscheiben mit den Zucchini- und Tomatenscheiben in die Formen einschichten und die Gratins nach dem Backen mit frisch gehackten Kräutern der Provence bestreuen.

GEFÜLLTE AUBERGINEN

- 2 schlanke Auberginen (à ca. 300 g)
- 250 g Kirschtomaten
- Salz
- Pfeffer
- 3 EL Olivenöl
- 80 g geriebener Gouda

Für 2 Portionen
15 Min. Zubereitung
15 Min. Backzeit

1. Den Backofen auf 220 °C vorheizen. Die Auberginen waschen, putzen und längs halbieren. Aus den Hälften das Fruchtfleisch mit einem Löffel herauslösen, dabei rundherum einen ca. ½ cm breiten Rand stehen lassen.

2. Das herausgelöste Auberginenfruchtfleisch in sehr kleine Würfel schneiden. Die Tomaten waschen, vierteln und mit den Auberginenwürfeln vermischen. Mit Salz und Pfeffer würzen.

3. Eine Auflaufform mit 1 EL Olivenöl einpinseln. Die Auberginenhälften in die Form setzen und mit dem restlichen Olivenöl (2 EL) bestreichen. Die Tomaten-Auberginen-Füllung in den Auberginenhälften verteilen. Falls Füllung übrig bleibt, diese neben die Auberginen in die Form geben.

4. Den geriebenen Gouda über die Auberginen streuen. Die Form in den Ofen (Mitte) schieben und die gefüllten Auberginen ca. 15 Min. backen, bis das Gemüse schön weich und der Käse goldbraun ist.

Tipp: Wer einen großen Kugelausstecher oder ein Grapefruitmesser zur Hand hat, kann die Auberginen anstatt mit einem Löffel auch damit aushöhlen.

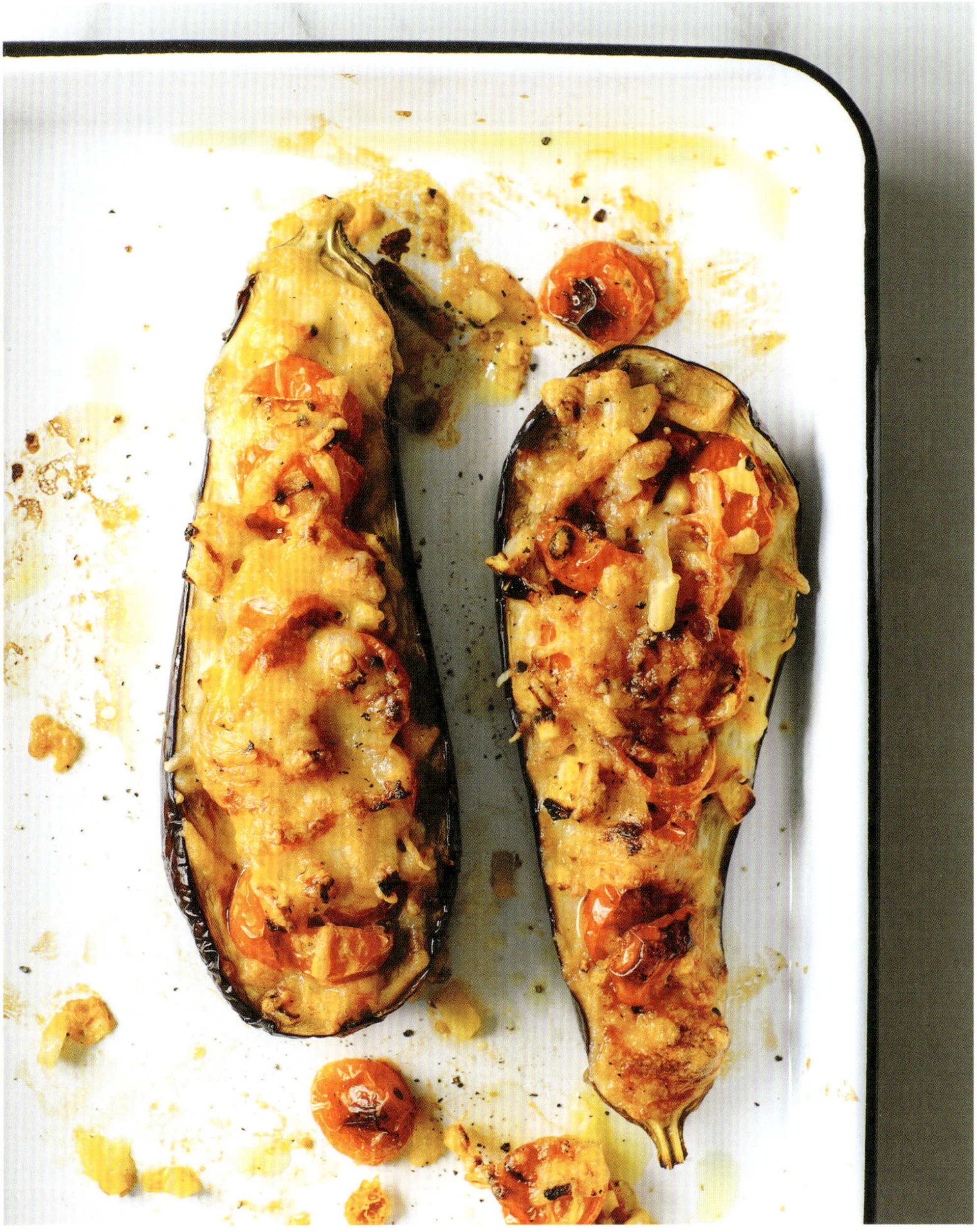

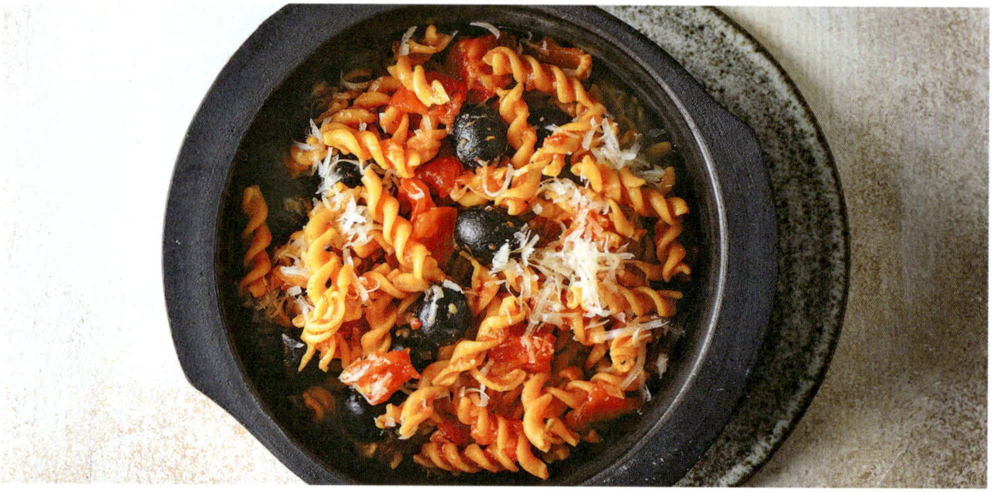

MEDITERRANE ONE-POT-PASTA

1 Zwiebel
2 Knoblauchzehen
2 EL Olivenöl
1 EL Kräuter der Provence
1 Dose gehackte Tomaten (400 g, ohne Zucker)
250 g kurze Hülsenfrüchte-Nudeln (z. B. Linsen-Fusilli oder -Penne)
60 g schwarze Oliven (ohne Stein)
60 g geriebener Parmesan
Salz
Pfeffer

Für 2 Portionen
10 Min. Zubereitung
10 Min. Garzeit

1. Zwiebel und Knoblauch schälen und fein würfeln. Das Olivenöl in einem Topf erhitzen. Darin Zwiebel, Knoblauch und die Kräuter der Provence andünsten.

2. Die gehackten Tomaten und 500 ml Wasser in den Topf geben, dann auch noch die Hülsenfrüchte-Nudeln untermischen. Die Pasta nach Packungsanweisung bei mittlerer Hitze köcheln lassen, bis die Nudeln gar sind, dabei immer wieder einmal umrühren.

3. Zum Schluss die Oliven eventuell klein schneiden und dann mit dem geriebenen Parmesan unter die One-Pot-Pasta rühren. Mit Salz und Pfeffer würzen.

Tipp: Nach Belieben zum Schluss noch klein geschnittene Artischocken (aus dem Glas, ohne Zucker) unterrühren.

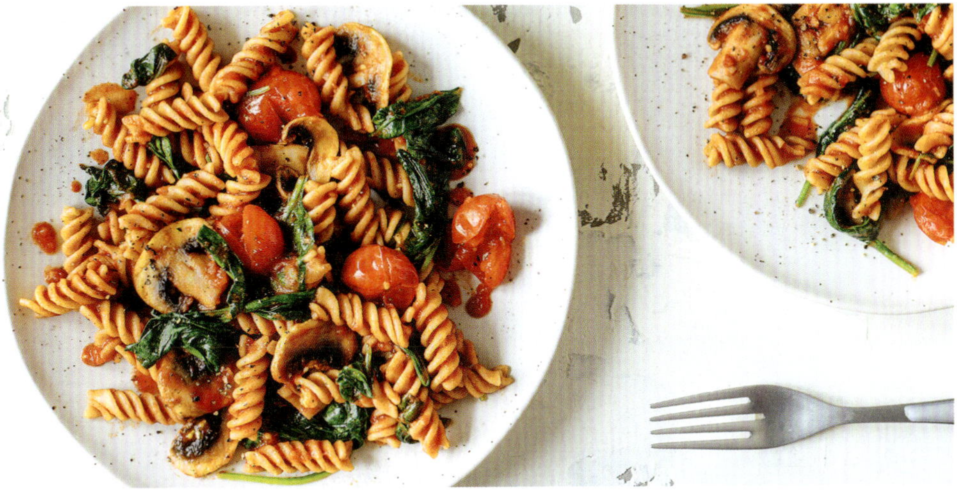

ONE-POT-PASTA MIT PILZEN UND SPINAT

250 g Champignons
2 Knoblauchzehen
2 EL Olivenöl
200 g Kirschtomaten
200 g kurze Vollkornnudeln (z. B. Spirelli oder Fusilli)
100 g Baby-Blattspinat
1 EL Zitronensaft
2 EL Tomatenmark (ohne Zucker)
½ TL frisch geriebene Muskatnuss
Salz
Pfeffer

Für 2 Portionen
10 Min. Zubereitung
10 Min. Garzeit

1. Die Pilze putzen und in dünne Scheiben schneiden. Den Knoblauch schälen und durch die Presse drücken.

2. Das Olivenöl in einem Topf erhitzen. Darin den Knoblauch und die Pilze anbraten. Die Kirschtomaten und 200 ml Wasser dazugeben und alles aufkochen. Dann die Nudeln untermischen und die Pasta bei mittlerer Hitze 10 Min. köcheln lassen, ab und zu umrühren.

3. Blattspinat verlesen, waschen und trocken schleudern. Den Spinat zur Pasta geben und 2–3 Min. mitköcheln lassen. Zitronensaft und Tomatenmark unterrühren und die One-Pot-Pasta mit Muskat, Salz und Pfeffer würzen.

Tipp: Im Winter den Blattspinat durch klein gezupfte Grünkohlblätter ersetzen. Das schmeckt ebenfalls sehr fein!

ONE-POT-KÜRBIS-CURRY

- 1 kleine rote Zwiebel
- 1 rote Chilischote
- 1 EL Kokosöl
- 1 EL gemahlener Kreuzkümmel
- 50 g gelbe Linsen
- 400 g Kokosmilch
- 100 g Kichererbsen (aus dem Glas, ohne Zucker)
- 150 g Hokkaido-Kürbis
- 100 g Baby-Blattspinat
- ½ Bund glatte Petersilie (ersatzweise Koriandergrün)
- Salz
- Pfeffer
- 1 TL Currypulver
- 1 TL edelsüßes Paprikapulver

Für 2 Portionen
45 Min. Zubereitung

1. Die Zwiebel schälen und klein würfeln. Die Chilischote waschen, halbieren, weiße Seitenwände und Kerne entfernen. Die Hälften fein hacken.

2. Das Kokosöl in einem großen Topf erhitzen. Zwiebel, Chili und Kreuzkümmel darin andünsten. Die Linsen dazugeben und 2–3 Min. unter Rühren anbraten. Mit der Kokosmilch ablöschen und 20 Min. bei mittlerer Hitze köcheln lassen, zwischendurch umrühren.

3. Inzwischen die Kichererbsen in einem Sieb abbrausen und abtropfen lassen. Den Kürbis waschen, putzen, entkernen und in kleine Stücke schneiden. Den Blattspinat verlesen, waschen und trocken schleudern. Die Petersilie abbrausen und trocken schütteln, Blättchen abzupfen und fein hacken.

4. Kichererbsen, Kürbis, Blattspinat und die Petersilie in den Topf geben und das Curry weitere 15–20 Min. köcheln lassen. Mit Salz, Pfeffer, Curry- und Paprikapulver würzen. Am besten mit Jasmin-Reis servieren.

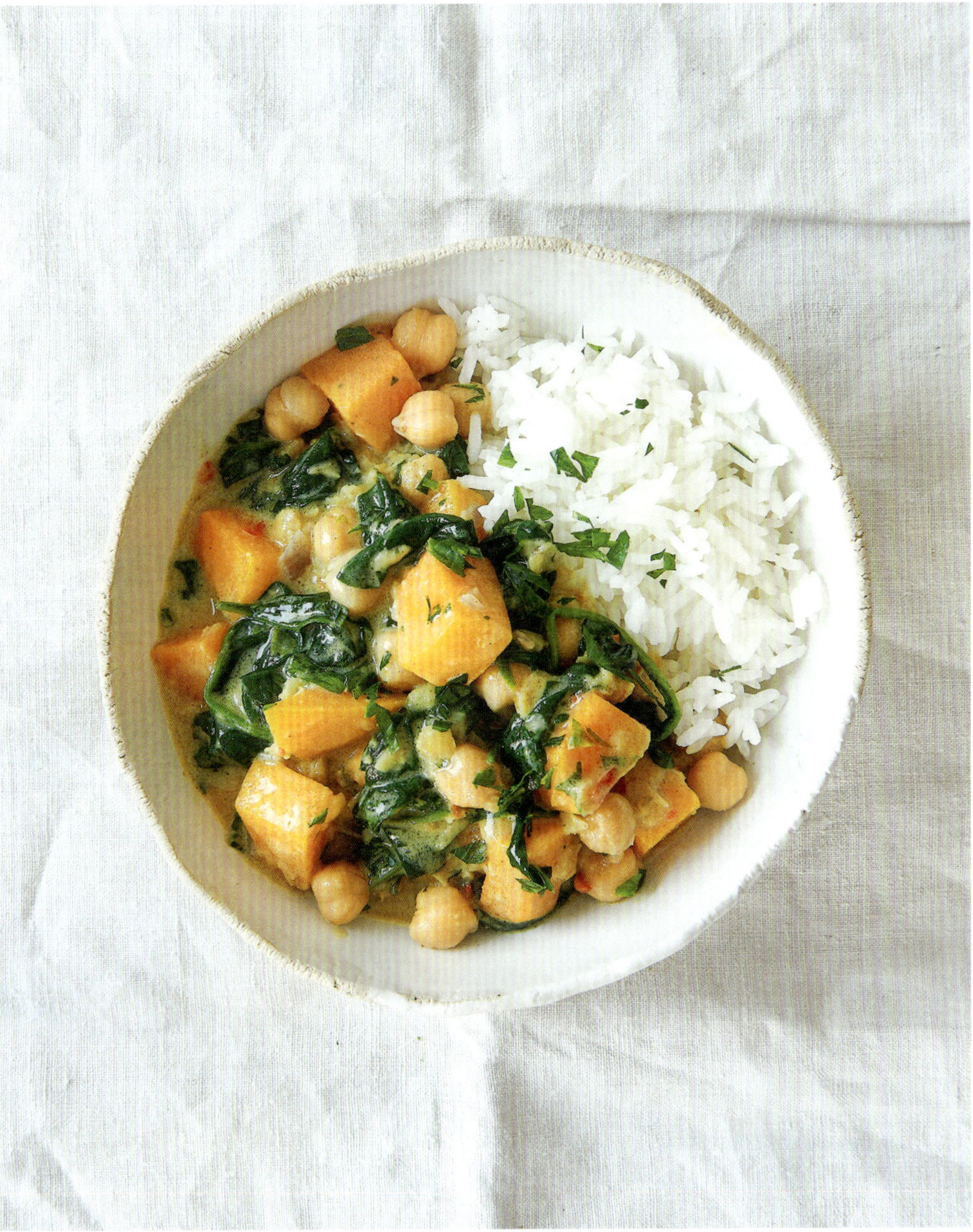

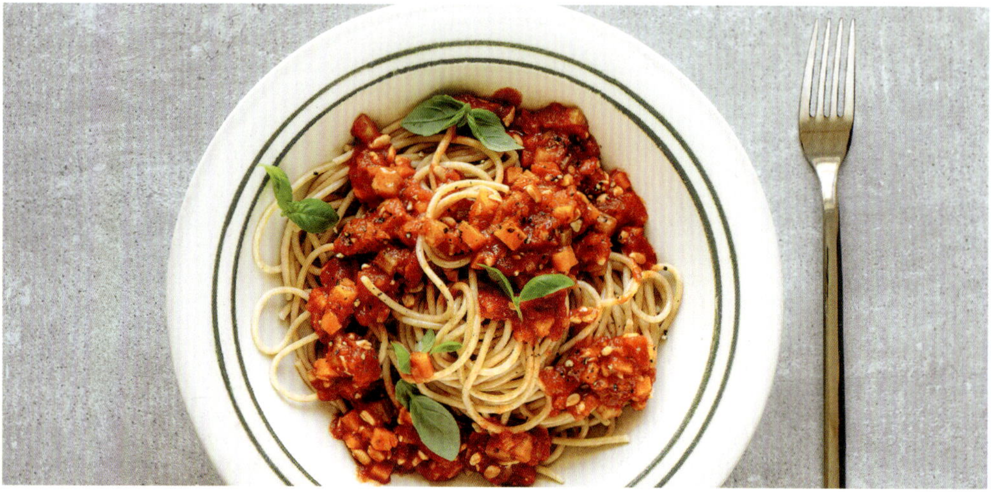

PASTA MIT VEGGIE-BOLOGNESE

200 g Vollkorn-Dinkel-spaghetti
Salz
1 Möhre
1 kleine rote Zwiebel
2 Knoblauchzehen
1 Stange Staudensellerie
4 EL Sonnenblumenkerne
2 EL Olivenöl
1 Dose gehackte Tomaten (400 g, ohne Zucker)
1 EL getrockneter Oregano
Pfeffer
½ Bund Basilikum

Für 2 Portionen
25 Min. Zubereitung

1. Die Nudeln nach Packungsanweisung in Salzwasser bissfest garen, dann in einem Sieb abtropfen lassen.

2. Inzwischen Möhre, Zwiebel und Knoblauch schälen, Sellerie waschen und putzen, alles in feine Würfel schneiden. Die Sonnenblumenkerne grob hacken.

3. In einem Topf das Olivenöl erhitzen. Darin Möhre, Zwiebel, Knoblauch, Sellerie und Sonnenblumenkerne bei mittlerer Hitze kurz anbraten. 100 ml Wasser und die gehackten Tomaten dazugeben, alles 10 Min. köcheln lassen. Die Bolognese mit Oregano, Salz und Pfeffer würzen.

Das Basilikum abbrausen und trocken schütteln, die Blättchen abzupfen. Die Spaghetti auf zwei Teller verteilen und die Veggie-Bolognese darübergeben. Mit den Basilikumblättchen garnieren und servieren.

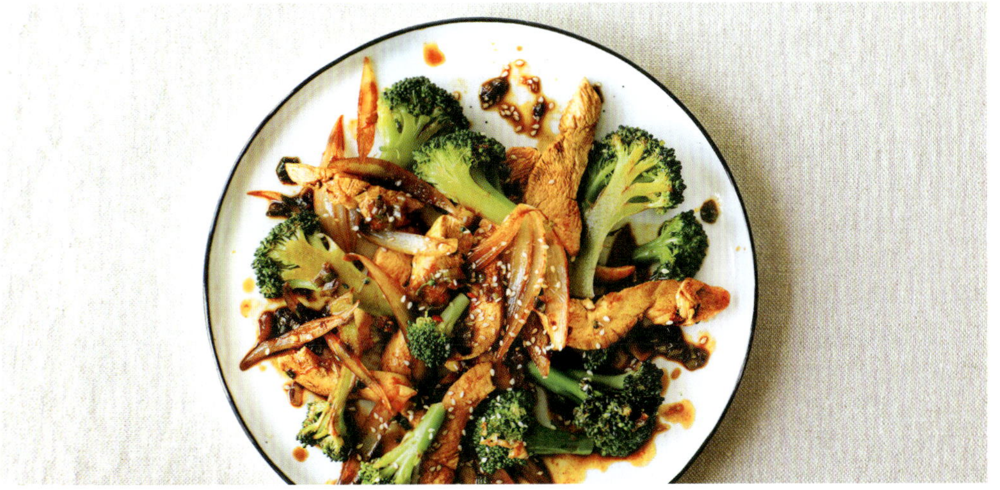

BROKKOLI MIT FILETSTREIFEN

500 g Brokkoli
2 Frühlingszwiebeln
1 Schalotte
1 rote Chilischote
200 g Hähnchenbrustfilet
2 EL Olivenöl
2 EL Sesam
2 EL Sojasauce (ohne Zucker)
Salz
Pfeffer

Für 2 Portionen
25 Min. Zubereitung

1. Den Brokkoli waschen, putzen und in Röschen teilen. Den Strunk großzügig schälen und in dünne Scheiben schneiden. Beides in einem Topf in wenig Wasser bei mittlerer Hitze ca. 10 Min. dünsten, dann abgießen.

2. Inzwischen Frühlingszwiebeln waschen, putzen und in dünne Ringe schneiden. Schalotte schälen und in feine Spalten schneiden. Chili waschen, halbieren, weiße Seitenwände und Kerne entfernen. Die Hälften in sehr feine Streifen oder Ringe schneiden. Das Hähnchenbrustfilet in dünne Streifen schneiden.

3. Das Olivenöl in einer Pfanne erhitzen. Darin die Filetstreifen bei großer Hitze 4–5 Min. braten. Frühlingszwiebeln, Chili und die Schalotte dazugeben und alles weitere 1–2 Min. braten. Den Brokkoli und den Sesam untermischen und 1 Min. mitbraten. Mit Sojasauce, Salz und Pfeffer würzen. Dazu passt Reis.

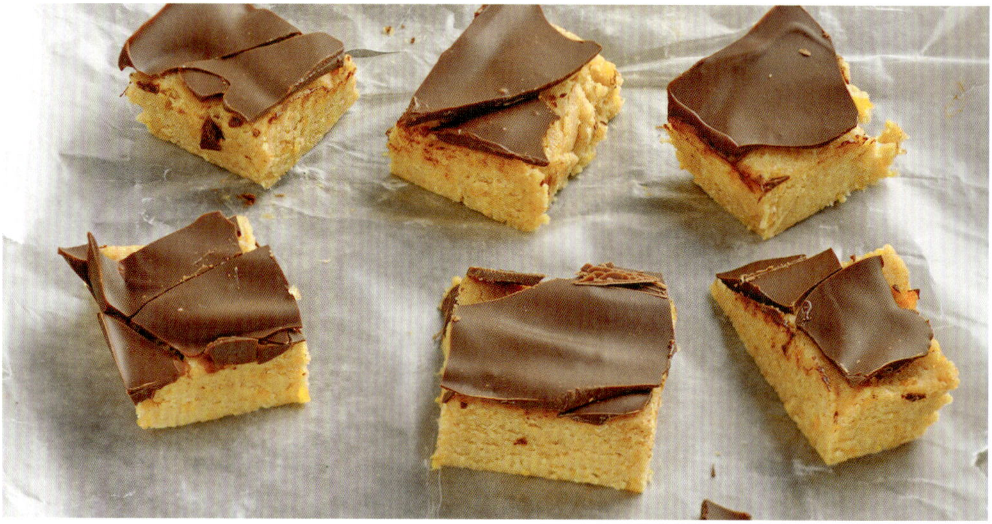

NOBAKE-RIEGEL

40 g getrocknete Aprikosen
40 g gemahlene geröstete Mandeln
70 g Haferschmelzflocken
Saft einer Zitrone (40 ml)
40 g Bitterschokolade

Für 12 Riegel
20 Min. Zubereitung
Über Nacht kühlen

1. Alle Zutaten bis auf die Schokolade mit 40 ml Wasser in einem Blitzhacker zu einer homogenen Masse pürieren und in einer Form (16×12 cm) zwischen zwei Lagen Backpapier glatt streichen und festdrücken.

2. Die Schokolade grob hacken und über dem Wasserbad schmelzen. Die obere Lage Backpapier entfernen und den Schokoguss gleichmäßig über der Riegelmasse verteilen.

3. Die Masse im Kühlschrank kalt stellen und ziehen lassen. Am nächsten Tag in 12 Stücke schneiden.

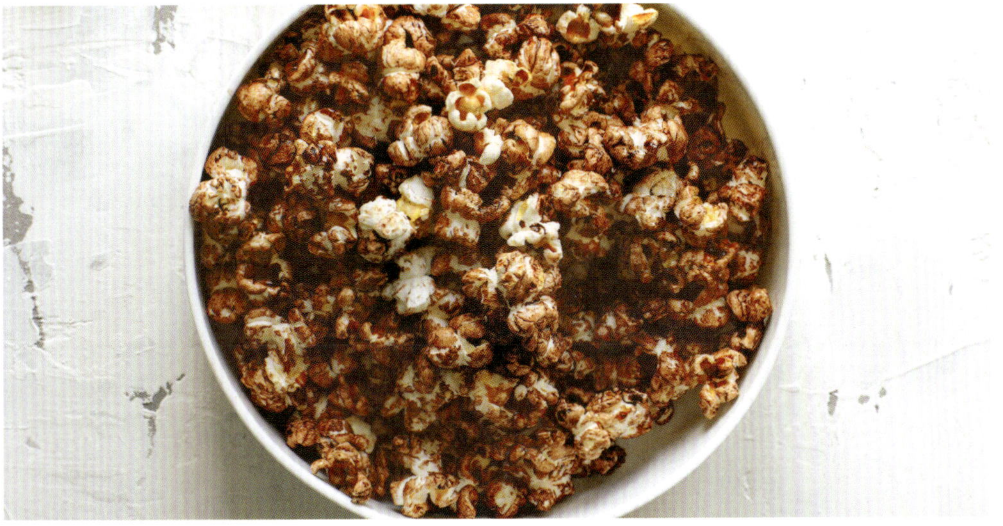

SCHOKO-POPCORN

3 EL Kokosöl
50 g Popcorn-Mais
1 EL Kakaopulver
(stark entölt)

Für 2 Portionen
10 Min. Zubereitung

1. Für das Popcorn einen kleinen Topf bei mittlerer Hitze heiß werden lassen. 2 EL Öl darin durch Schwenken des Topfs gleichmäßig verteilen. Popcorn-Mais hineingeben, Deckel auflegen. Nach wenigen Augenblicken beginnen die Körner aufzupoppen. Dann den Topf ab und zu rütteln, ohne ihn anzuheben – die Hitze soll beständig bleiben, damit das Aufpoppen nicht unterbrochen wird. Sobald keine Pop-Geräusche mehr zu hören sind, ist das Popcorn fertig.

2. Dann das restliche Kokosöl (1 EL) mit dem Kakaopulver verrühren, über das Popcorn träufeln und gleichmäßig verteilen. Das Popcorn abkühlen lassen.

Tipp: Sehr fein schmeckt das Schoko-Popcorn auch, wenn man noch etwas Zimtpulver zum Kakao gibt.

FEIGEN-ZIMT-SCHNECKEN

10 g Hefe
125 ml + 1 EL Vollmilch
2 Eier
40 g Honig
50 g Butter
350 g Weizenmehl Type 550
+ etwas für die Arbeitsfläche
5 g Salz
75 g getrocknete Feigen
1 TL gemahlener Zimt
2 Msp. gemahlener
Kardamom
Außerdem:
1 Muffinblech

Für 12 Stück
30 Min. Zubereitung
mindestens 8 Std. Gehzeit
20 Min. Backzeit

1. Die Hefe in 125 ml Milch in einer Schüssel auflösen. Ein Ei trennen und das Eigelb für den nächsten Tag im Kühlschrank abgedeckt aufbewahren.

2. Das Eiweiß, das zweite Ei sowie den Honig, 40 g Butter, Mehl und Salz zum Milch-Hefe-Gemisch geben und mit den Knethaken des Handrührgerätes oder der Küchenmaschine 8–10 Min. zu einem weichen, leicht klebrigen Teig verkneten (wichtig, damit die Hefeschnecken schön wattig-luftig werden) und abgedeckt über Nacht (mindestens 8 Std.) im Kühlschrank gehen lassen.

3. Die Feigen über Nacht in einer Tasse mit Wasser bedeckt quellen lassen. Am nächsten Tag die Feigen in einem hohen Rührbecher mit 25 ml Einweichwasser, Zimt und Kardamom mit einem Mixstab glatt pürieren.

4. Den Teig aus dem Kühlschrank nehmen und auf eine bemehlte Arbeitsfläche geben (er ist nun fester, und das Volumen hat sich deutlich erhöht). Den Teig kreuzweise tief einschneiden und die Ecken nach außen klappen, sodass ein Rechteck entsteht. Dieses Rechteck mit dem bemehlten Nudelholz auf die Größe von ca. 20 × 30 cm ausrollen.

5. Die Feigen-Zimt-Masse auf dem ausgerollten Teig verteilen und von der langen Seite her eng aufrollen. Das Muffinblech mit der übrigen Butter fetten. Die Teigrolle in 12 Stücke schneiden und mit der Schnittseite nach unten in die Muffinmulden legen. Die Hefeschnecken 1 Std. abgedeckt gehen lassen.

6. Den Ofen auf 180 °C Ober- und Unterhitze vorheizen. Das Eigelb mit der restlichen Milch glatt rühren, die Zimtschnecken damit bepinseln und ca. 20 Min. im Ofen (Mitte) goldbraun backen.

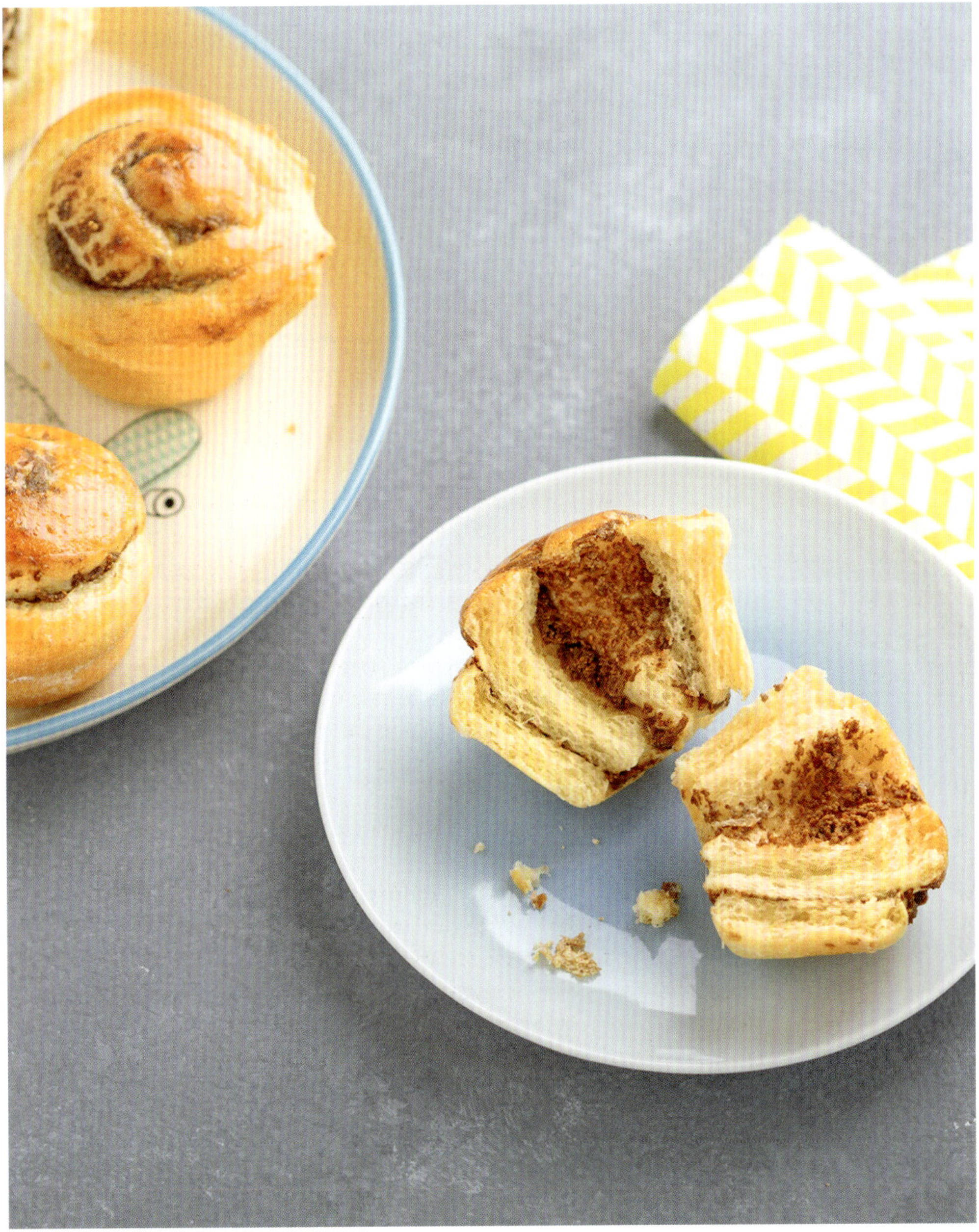

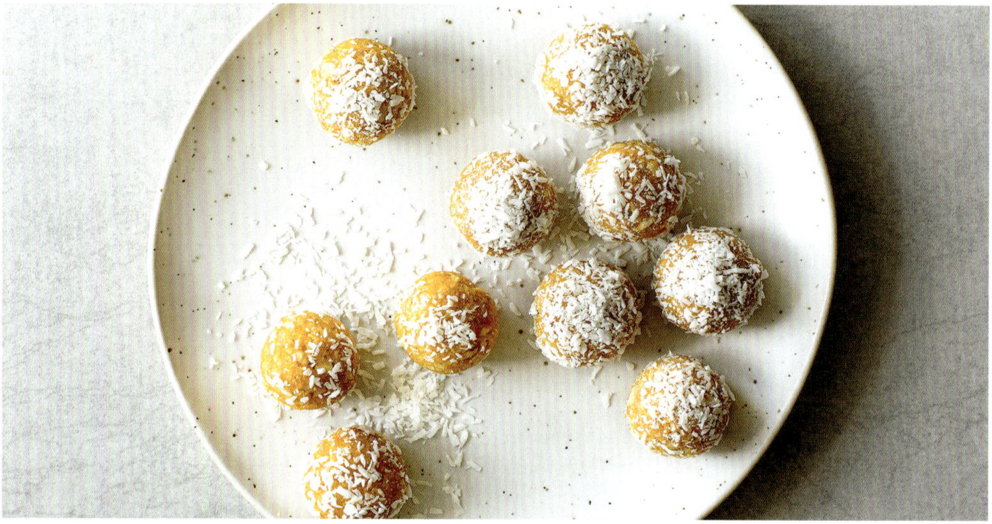

MANGO-KOKOS-ENERGY-BALLS

100 g getrocknete Mango (ohne Zucker)
½ Bio-Limette
100 g Cashewkerne
100 g Kokosraspel
1 Msp. gemahlene Vanille

Für 10 Stück
20 Min. Zubereitung

1. Die getrocknete Mango in eine Schüssel geben und mit kochend heißem Wasser übergießen. Die Mango 10 Min. einweichen, dann das Wasser abgießen.

2. Inzwischen die Limette heiß waschen und abtrocknen. Die Limettenschale fein abreiben und mit den Cashewkernen, 50 g Kokosraspeln und der gemahlenen Vanille in einen Hochleistungsmixer geben.

3. Die Mango in grobe Stücke schneiden und ebenfalls in den Mixer geben. Alles so lange mixen, bis eine glatte Masse entstanden ist. Die Mango-Kokos-Masse zu 10 gleich großen Kugeln formen. Die Kugeln in den restlichen Kokosraspeln (50 g) wenden. Haltbarkeit: gekühlt mindestens 2 Wochen.

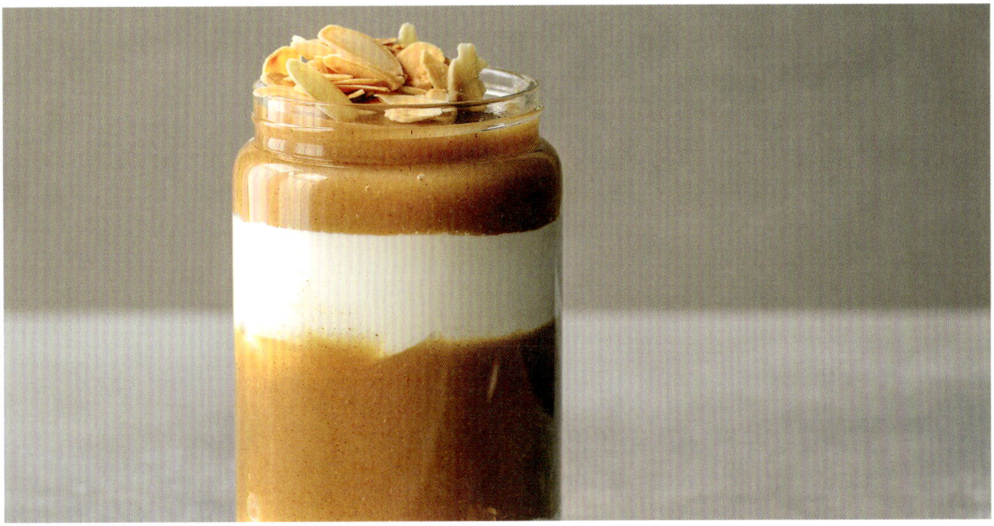

JOGHURT-APFEL-TRIFLE

300 g Apfelmark
(siehe Tipp)
1 TL Zimtpulver
300 g griechischer Joghurt
(10 % Fett)
2 EL Mandelblättchen

Für 2 Portionen
10 Min. Zubereitung

1. Das Apfelmark mit dem Zimt verrühren. Joghurt und Apfelmark abwechselnd in zwei (Schraub-)Gläser einschichten: Joghurt – Apfelmark – Joghurt – Apfelmark.

2. Die Mandelblättchen in einer Pfanne rösten, bis sie goldbraun werden und fein zu duften beginnen. Das Joghurt-Apfel-Trifle damit garnieren.

Tipp: Achtung, Apfelmark nicht mit Apfelmus verwechseln – letzterem wird raffinierter Zucker zugesetzt.

Variante: Für einen Joghurt-Mango-Trifle zwei Mangos schälen, das Fruchtfleisch in möglichst großen Stücken vom Kern schneiden und fein pürieren. 300 g griechischen Joghurt mit 1 Msp. gemahlener Vanille und 2 EL gepuffter Quinoa oder gepufftem Amarant verrühren. Joghurt und Mango abwechselnd in zwei Gläser einschichten. 2 EL Haselnussblättchen in der Pfanne goldbraun rösten und das Trifle damit garnieren.

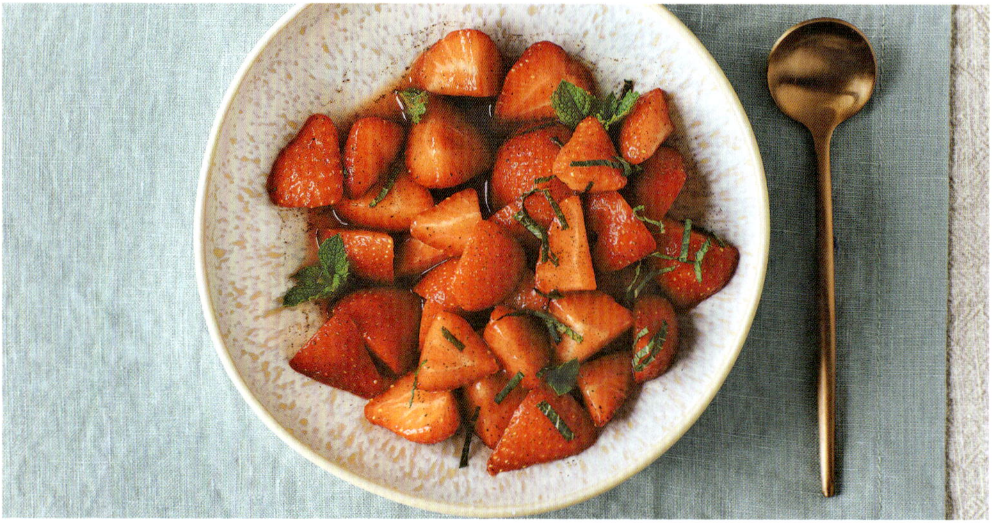

500 g Erdbeeren
2 EL Limettensaft
1 Msp. gemahlene Vanille
2 Stängel Minze

Für 2 Portionen
10 Min. Zubereitung

ERDBEERSALAT MIT MINZE

1. Die Erdbeeren verlesen, waschen, putzen und je nach Größe halbieren oder vierteln, in dünne Scheiben oder kleine Würfel schneiden.

2. Limettensaft und gemahlene Vanille verrühren, dann unter die Erdbeeren mengen. Die Minze abbrausen und trocken schütteln, die Blättchen abzupfen, hacken und ebenfalls unter die Erdbeeren mischen.

Tipp: Es muss nicht Vanille sein. Gemahlene Tonkabohne sorgt in dem Erdbeersalat für einen leichten Marzipan-Geschmack und eine zusätzliche, milde Süße.

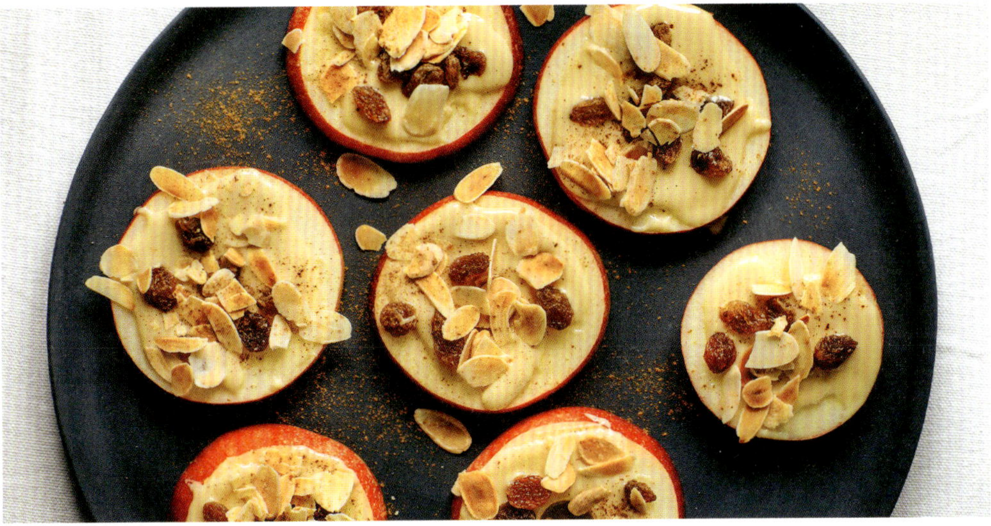

MANDEL-APFELRINGE

2 Äpfel
4 EL weißes Mandelmus
2 EL Mandelblättchen
2 EL Rosinen
½ TL Zimtpulver
Außerdem:
Kerngehäuseausstecher

Für 2 Portionen
10 Min. Zubereitung

1. Die Äpfel waschen und das Kerngehäuse mit dem Kerngehäuseausstecher entfernen. Die Äpfel in ca. 1 cm dicke Ringe schneiden. Das Mandelmus gleichmäßig auf den Apfelringen verteilen.

2. Die Mandelblättchen in einer Pfanne 2–3 Min. bei mittlerer Hitze rösten. Dann die Blättchen mit den Rosinen auf den Apfelringen verteilen. Zum Schluss noch das Zimtpulver darüberstreuen.

Tipp: Auch Kakao-Nibs, Kokosraspel oder gepuffte Quinoa können anstatt der Mandelblättchen und Rosinen als Topping verwendet werden.
Wenn es noch schneller gehen soll, einfach einen Apfel waschen, achteln und entkernen. Dann die Apfelspalten mit etwas Nussmus (z. B. Erdnuss- oder Mandelmus) bestreichen und mit Zimtpulver bestreuen.

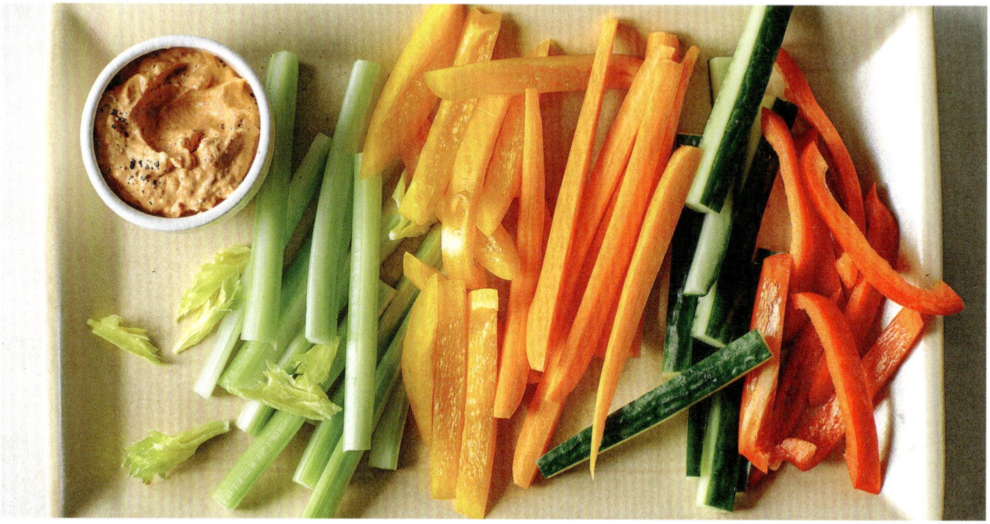

Für die Tomatencreme:
80 g getrocknete Soft-Tomaten (siehe Tipp)
180 g Frischkäse
1 EL Olivenöl
Pfeffer
Für die Sticks:
1 rote Paprika
1 gelbe Paprika
1 Stange Staudensellerie
½ Bio-Salatgurke
1 Möhre

Für 2 Portionen
10 Min. Zubereitung

GEMÜSESTICKS MIT TOMATENCREME

1. Für die Tomatencreme die Tomaten grob würfeln. Mit Frischkäse und Öl in einen hohen Rührbecher geben, mit dem Pürierstab fein pürieren. Mit Pfeffer würzen.

2. Für die Sticks die Paprika waschen, halbieren, Kerngehäuse entfernen. Sellerie und Gurke waschen und putzen, die Möhre schälen. Das Gemüse in lange, nicht zu dünne Stäbchen (Sticks) schneiden.

3. Die Tomatencreme in eine kleine Schüssel oder in ein (Schraub-)Glas füllen und mit den Gemüsesticks auf einer Platte anrichten. Die Sticks in die Creme dippen.

Tipp: Getrocknete Soft-Tomaten enthalten ein wenig mehr Wasser als herkömmliche getrocknete Tomaten. Da sie meist schon gesalzen sind, kann bei der Tomatencreme auf zusätzliches Salz verzichtet werden.

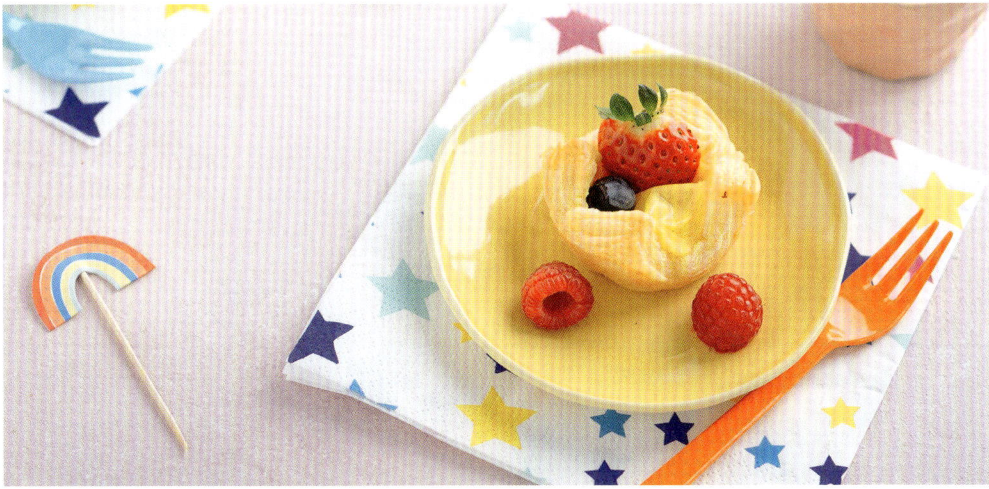

VANILLE-TÖRTCHEN

1 Rolle frischer Blätterteig (320 g, Kühltheke)
250 ml Milch
10 g Zucker
½ Pck. Bourbon-Vanillepuddingpulver
Außerdem:
1 Muffinblech

Für 12 Stück
25 Min. Zubereitung

1. Den Backofen auf 200 °C Ober- und Unterhitze vorheizen. Blätterteig ausrollen, in 12 Quadrate teilen und in die Mulden eines Muffinblechs drücken.

2. 50 ml Milch mit dem Puddingpulver in einer kleinen Schale anrühren. Die restliche Milch mit dem Zucker in einem Topf unter Rühren aufkochen. Dann das angerührte Puddingpulver einrühren, bis der Pudding andickt.

3. Den Pudding auf die vorbereiteten Muffinmulden verteilen und 15 Min. im Ofen (Mitte) goldbraun backen. Dann aus der Form heben und auf einem Kuchengitter abkühlen lassen.

Tipp: Mit 125 g frischen Beeren garniert sehen die Törtchen noch schöner aus und schmecken schön fruchtig.

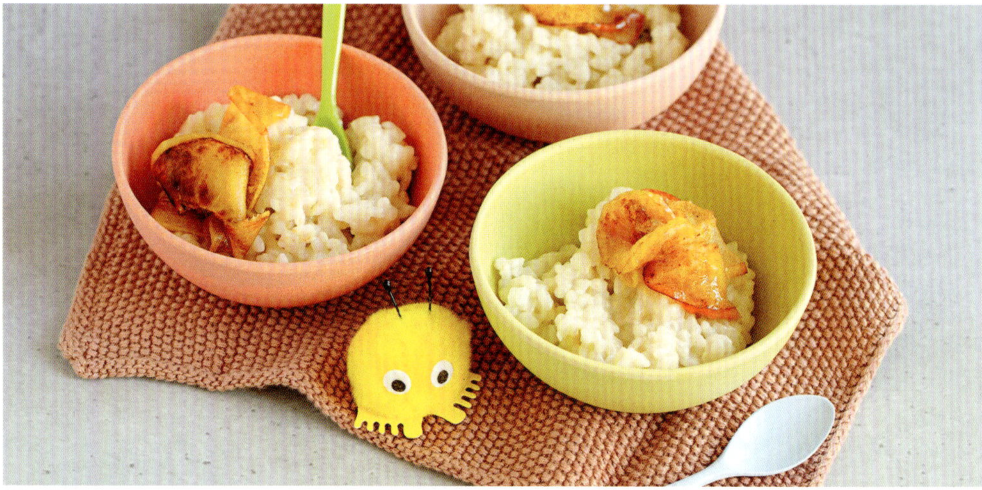

APFEL-MANDEL-MILCHREIS

100 g Milchreis
220 ml Mandelmilch
20 g Mandelmus
2 TL Honig
1 Apfel
10 g Butter

Für 3 Portionen
20 Min. Zubereitung

1. Milchreis mit Mandelmilch in einen Topf geben, einmal aufkochen und bei kleiner Hitze und geschlossenem Deckel 15 Min. köcheln lassen. Zum Schluss Mandelmus und Honig unterrühren.

2. Inzwischen den Apfel waschen, entkernen und in feine Scheiben schneiden. Butter in einer beschichteten Pfanne erhitzen. Die Apfelscheiben darin bei mittlerer Hitze 5 Min. pro Seite anbraten.

3. Milchreis auf Schälchen verteilen, Apfelscheiben darauf anrichten und servieren.

Tipp: Nach Belieben geröstete Mandelblättchen oder auch -stifte über den Milchreis streuen.

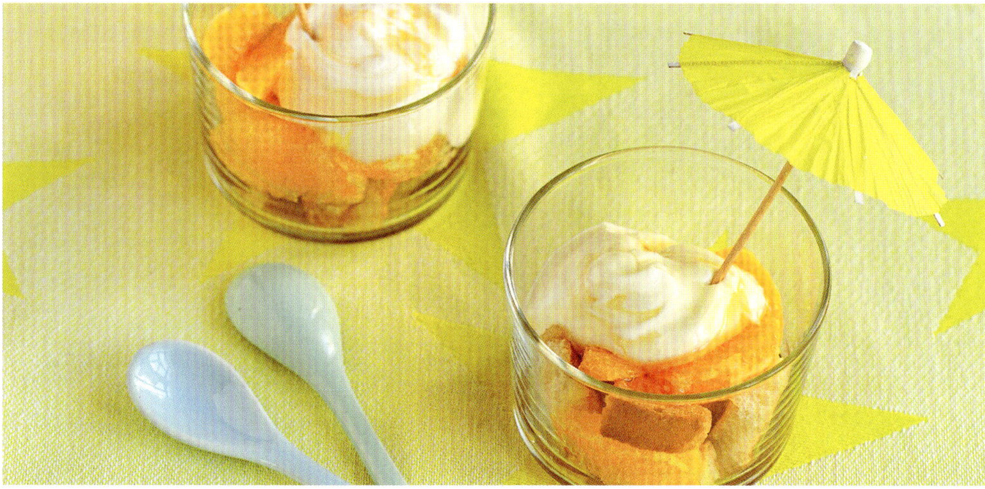

ZWIEBACK-ORANGEN-DESSERT

1 Orange
20 g ungesüßter Zwieback
150 g griechischer Joghurt
2 TL flüssiger Honig

Für 2 Portionen
5 Min. Zubereitung

1. Die Orange filetieren, den austretenden Saft dabei auffangen. Den Zwieback grob zerbrechen und auf zwei Schalen aufteilen.

2. Je die Hälfte des Orangensaftes und der -filets darauf verteilen und die Hälfte des Joghurts darübergeben. Mit Honig beträufelt servieren.

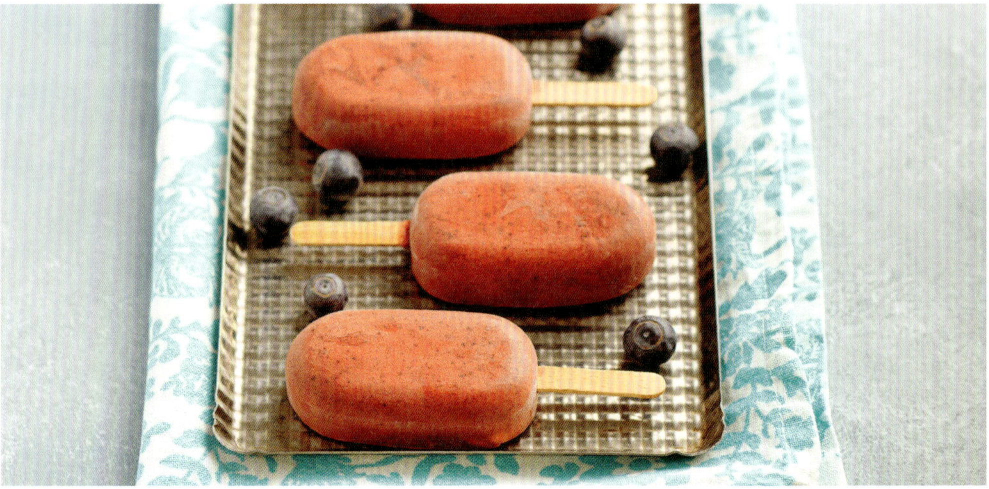

BLAUBEER-KOKOS-EIS

100 g Heidelbeeren (frisch oder TK)
200 g Kokosmilch
2 TL Agavendicksaft
Außerdem:
4 Eis-am-Stiel-Förmchen

Für 4 Eis am Stiel
5 Min. Zubereitung
Tiefkühlen über Nacht

1. Heidelbeeren, Kokosmilch und Agavendicksaft in einen hohen Rührbecher geben und mit dem Mixstab fein pürieren.

2. In vier Eisförmchen füllen und über Nacht tieffrieren. Zum Auslösen die Form in heißes Wasser stellen.

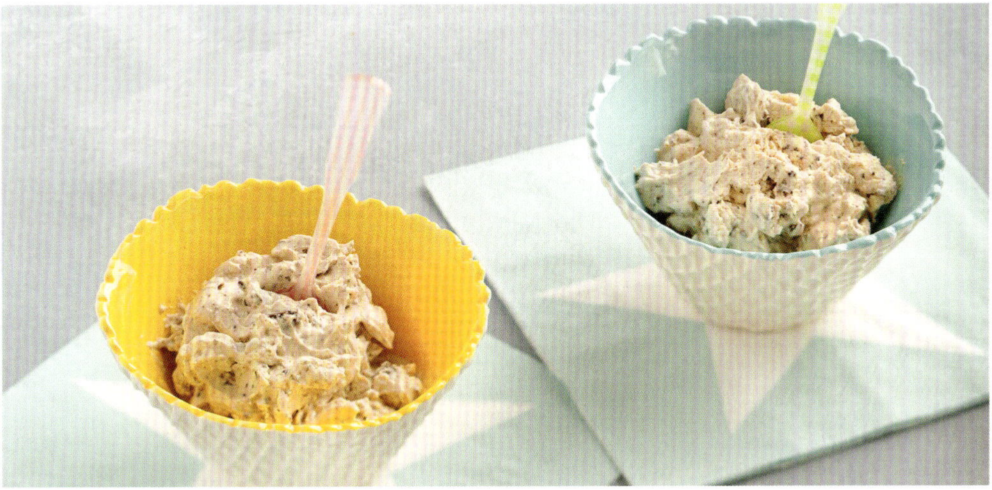

SCHOKO-CASHEW-EIS

225 g Quark
50 g geröstetes Cashewmus
(alternativ Haselnussmus)
30 g Bitterschokolade
Außerdem:
4 Silikonförmchen

Für 4 Portionen
10 Min. Zubereitung
Mindestens 3 Std. tiefkühlen

1. 150 g Quark mit geröstetem Cashewmus gründlich mischen, in eine Silikonform geben und für mindestens 3 Std. tiefkühlen. Die Bitterschokolade grob hacken.

2. Die gefrorene Masse 5–10 Min. antauen lassen, dann in grobe Stücke schneiden. Die gehackte Schokolade, die Cashew-Quark-Stücke und den restlichen Quark in eine Küchenmaschine oder einen Standmixer geben, auf höchster Stufe zu einer cremigen Eismischung mixen, in die Förmchen geben und sofort servieren.

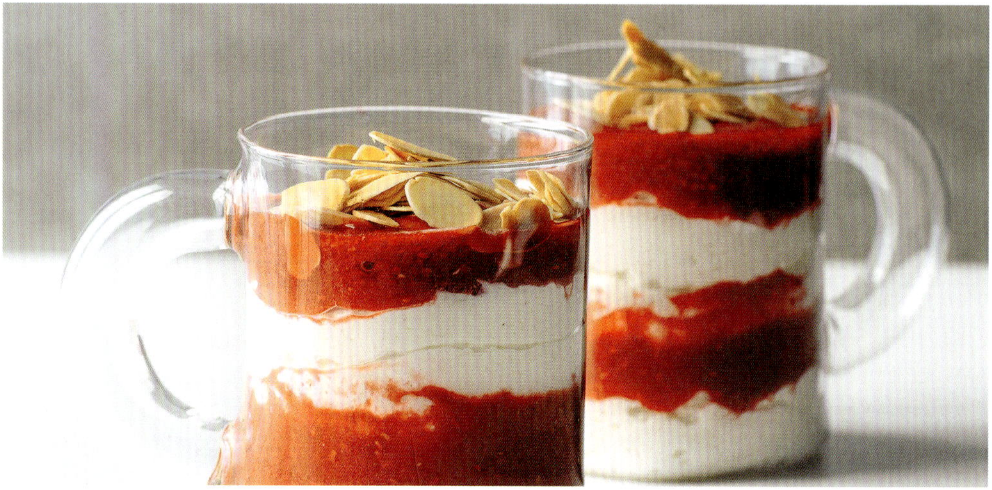

HIMBEER-SCHICHTDESSERT

- 200 g Himbeeren
- 150 g Sahne
- 300 g Joghurt
- 4 EL Kokosraspel
- 1 Msp. gemahlene Vanille
- 2 EL Mandelblättchen

Für 2 Portionen
15 Min. Zubereitung

1. Die Himbeeren verlesen, nur falls nötig abbrausen und trocken tupfen. Die Beeren in einen hohen Rührbecher geben und mit dem Pürierstab fein zerkleinern.

2. Die Sahne steif schlagen, dann mit dem Joghurt, den Kokosraspeln und der Vanille vorsichtig verrühren. Die Joghurt-Sahne-Creme und die pürierten Himbeeren abwechselnd in zwei (Schraub-)Gläser schichten, dabei mit der Creme beginnen.

3. Die Mandelblättchen in einer Pfanne rösten, bis sie goldbraun werden und fein zu duften beginnen. Das Dessert damit garnieren.

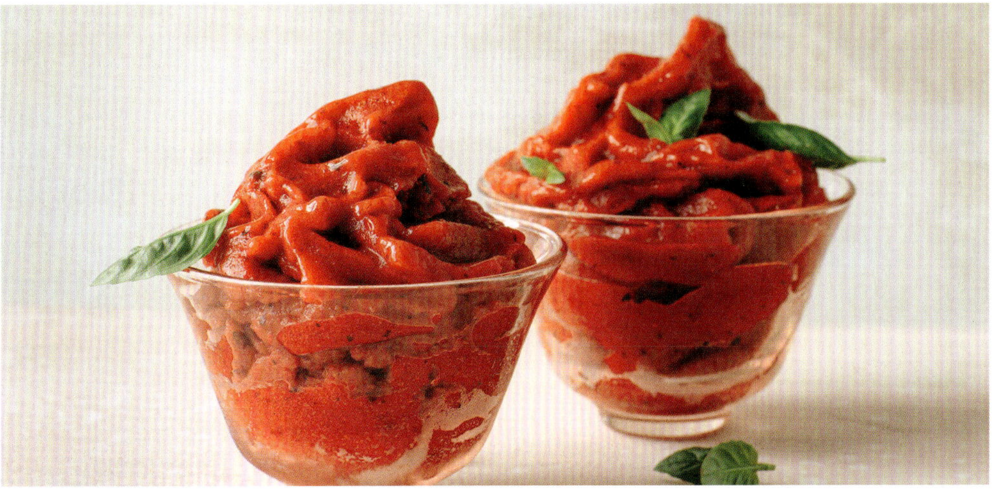

ERDBEER-BASILIKUM-SORBET

- 4 Stängel Basilikum
- 400 g TK-Erdbeeren
- 1 EL Zitronensaft
- 1 Msp. gemahlene Vanille

Für 2 Portionen
10 Min. Zubereitung

1. Basilikum abbrausen und trocken schütteln, Blättchen abzupfen und ein paar davon für die Garnitur beiseitelegen, den Rest in einen Hochleistungsmixer geben.

2. Die gefrorenen Erdbeeren mit 100 ml Wasser, Zitronensaft und der gemahlenen Vanille ebenfalls in den Mixer geben. Alles zu einer glatten Sorbet-Masse pürieren.

3. Das Erdbeer-Basilikum-Sorbet auf zwei Schüsseln, Gläser oder Tassen verteilen und mit den zuvor beiseitegelegten Basilikumblättchen garnieren.

Tipp: Statt mit TK-Erdbeeren kann das Sorbet auch mit Himbeeren, Ananas, Mango oder Heidelbeeren aus dem Tiefkühlfach zubereitet werden.

HEIDELBEER-PANCAKES

- 150 g Feinblatt-Haferflocken
- ½ TL Backpulver
- 1 Banane
- 300 ml Haferdrink
- 70 g Heidelbeeren
- 1 EL Kokosöl

Für 8 Stück
25 Min. Zubereitung

1. Die Haferflocken in einem Hochleistungsmixer zu Mehl mahlen und in einer Schüssel mit dem Backpulver vermischen. Die Banane schälen, grob würfeln und mit dem Haferdrink im Mixer fein pürieren.

2. Den Bananen-Hafer-Mix zu den trockenen Zutaten geben und mit den Rührbesen des Handrührgeräts glatt verrühren. Die Heidelbeeren verlesen, waschen und 50 g Beeren vorsichtig unter den Teig heben. Die restlichen Heidelbeeren zur Seite stellen.

3. In zwei großen beschichteten Pfannen je ½ EL Kokosöl erhitzen. Nach und nach mit ausreichend Abstand je 2 EL Teig in die Pfannen geben, sodass kleine Pancakes entstehen. Die Pancakes 3–5 Min. bei mittlerer Hitze goldbraun backen. Wenden und auch die zweite Seite bräunen.

4. Die Heidelbeer-Pancakes auf einen großen oder zwei kleine Teller stapeln und mit den restlichen Beeren garnieren. Sofort servieren.

Tipp: Sehr fein schmeckt dazu »Kokos natur« – das ist eine Joghurtalternative aus Kokosmilch ohne Zucker. Einfach einen Klecks davon mit auf die Teller geben.

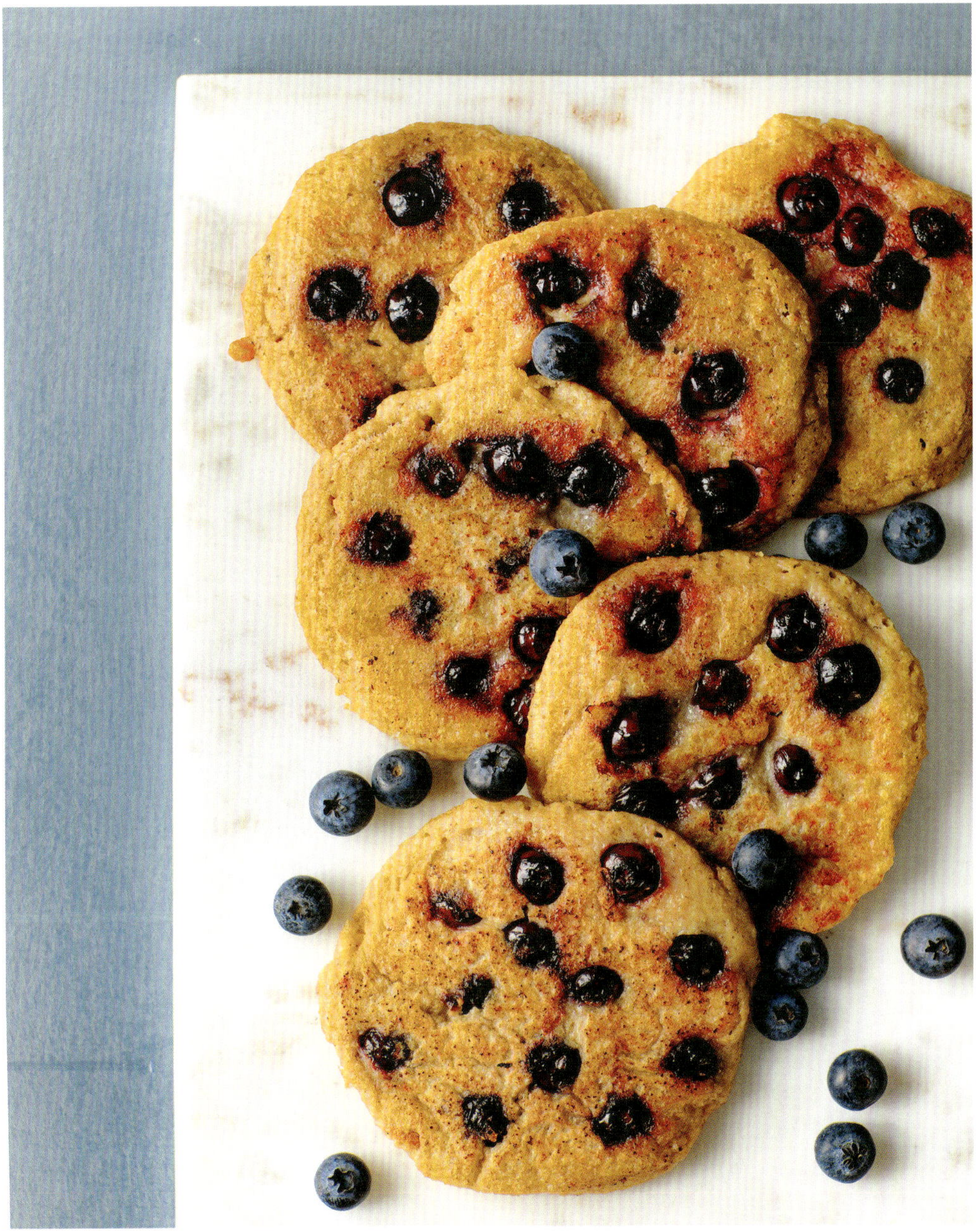

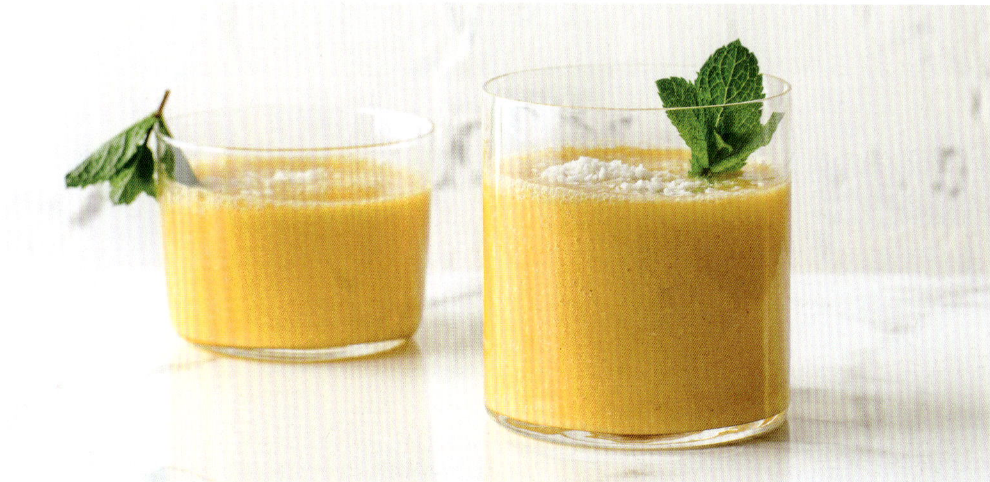

MANGO-VANILLE-SMOOTHIE

1 Mango
2 EL Feinblatt-Haferflocken
1 Msp. gemahlene Vanille
1 kleiner Stängel Minze
1 TL Kokosraspel

Für 2 Portionen
10 Min. Zubereitung

1. Die Mango schälen und das Fruchtfleisch in möglichst groben Stücken vom Kern schneiden. Mit Haferflocken, Vanille und 300 ml Wasser in einen Hochleistungsmixer geben und alles kräftig durchmixen. Den Smoothie auf zwei Gläser verteilen.

2. Die Minze abbrausen und trocken schütteln, die Blättchen abzupfen und eventuell in Streifen schneiden. Den Smoothie mit Minze und Kokosraspeln garnieren.

Tipp: Statt frischer Mango können auch 300 g TK-Mangostücke verwendet werden. Das spart etwas Arbeit. Wer möchte, kann die Mango vorher noch auftauen lassen.

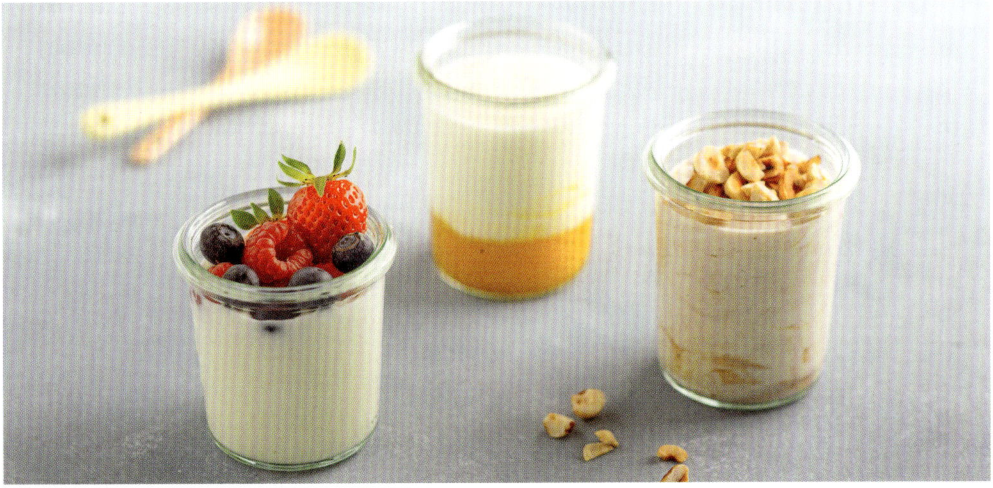

SELBST GEMACHTER JOGHURT

500 ml frische Vollmilch
2 EL Naturjoghurt
2 EL Nussmus (z. B. Mandelmus, Haselnussmus)
2 EL geröstete Nüsse (z. B. Walnüsse, Pekannüsse) (Variante 1)
2 EL Fruchtmark (z. B. Apfel, Aprikose)
2 Handvoll frische Früchte der Saison (Variante 2 + 3)

Für 4 Portionen
20 Min. Zubereitung
12 Std. Ruhezeit

1. Milch in einem Topf aufkochen, unter Rühren etwa 5 Min. kochen lassen, dann auf 42–45 °C (Küchenthermometer) abkühlen lassen. Den Joghurt vorsichtig in die Topfmitte setzen, dann den Topf mit Frischhaltefolie bespannen und vorsichtig an einen warmen Ort tragen, etwa unter die warme Bettdecke oder in eine Decke eingewickelt vor die warme Heizung und dort 12 Std. ruhen lassen.

2. Den fertigen Joghurt in ein sterilisiertes Glas umfüllen.

Variante 1, Nussjoghurt: Joghurt mit Nussmus mischen und mit gerösteten Nüssen bestreut servieren.

Variante 2 + 3, Fruchtjoghurt: Joghurt mit Fruchtmark mischen und mit Früchten der Saison bestreut servieren. Alternativ die frischen Früchte pürieren und statt des Fruchtmarks zum Joghurt geben.

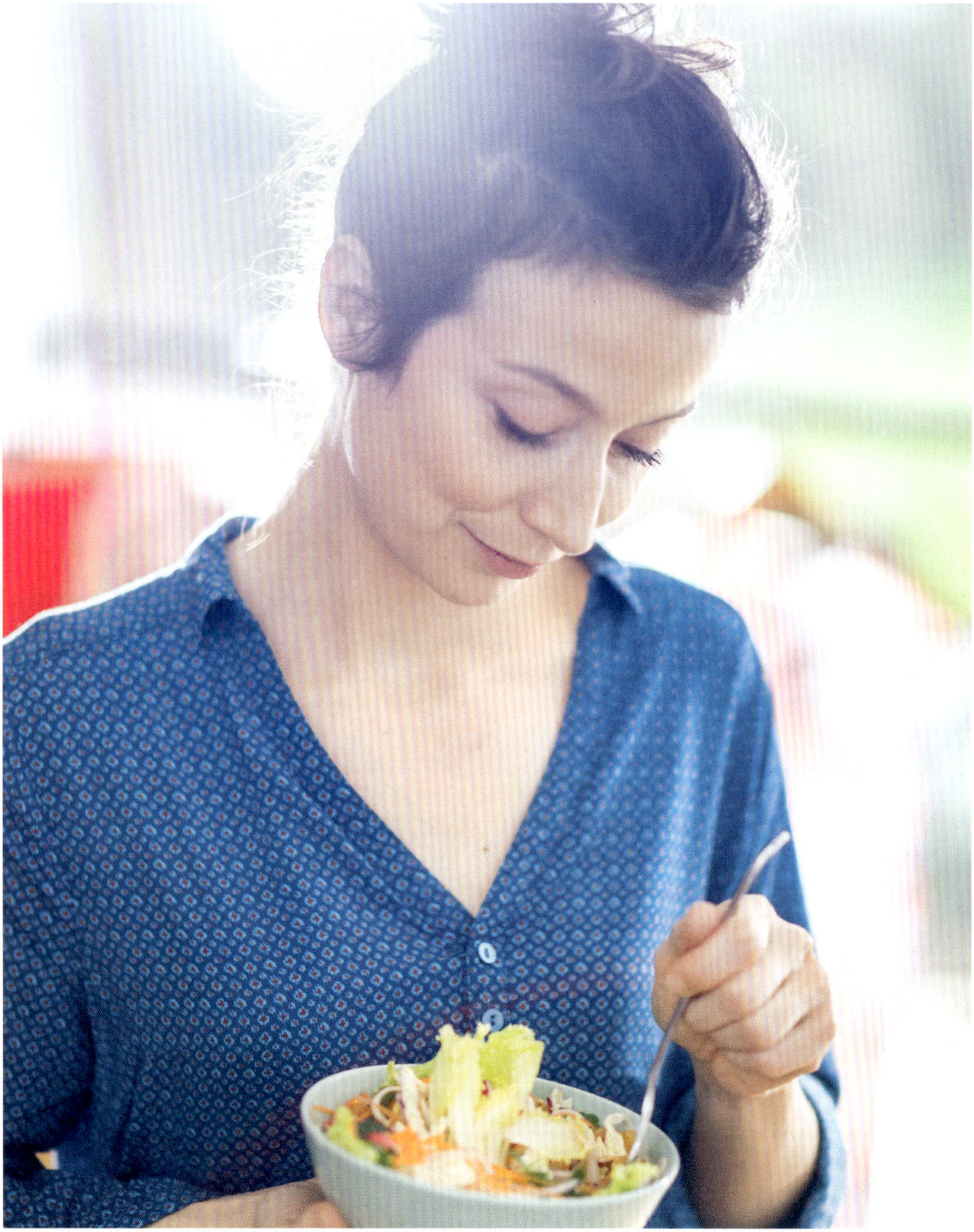

APPETIT AUF MEHR?

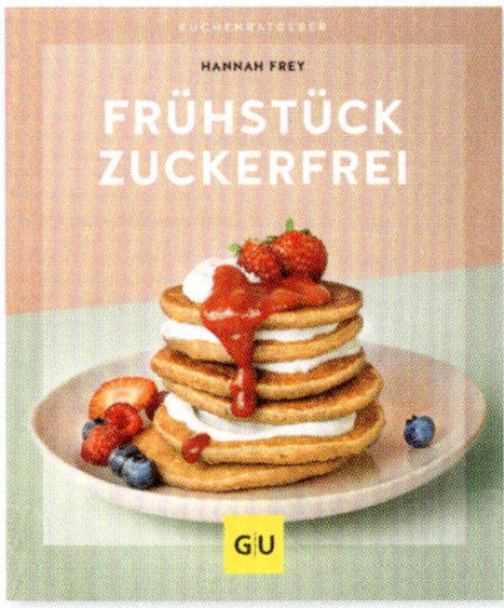

ISBN 978-3-8338-7295-2

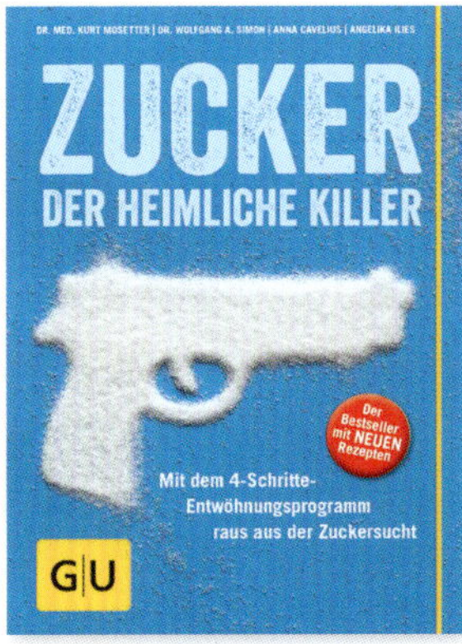

ISBN 978-3-8338-5519-1

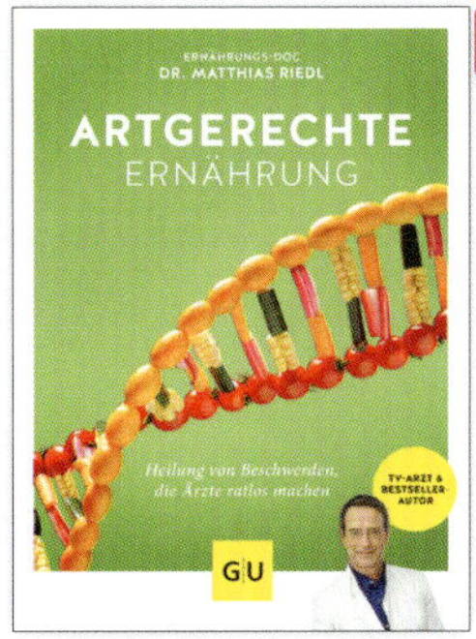

ISBN 978-3-8338-6833-7

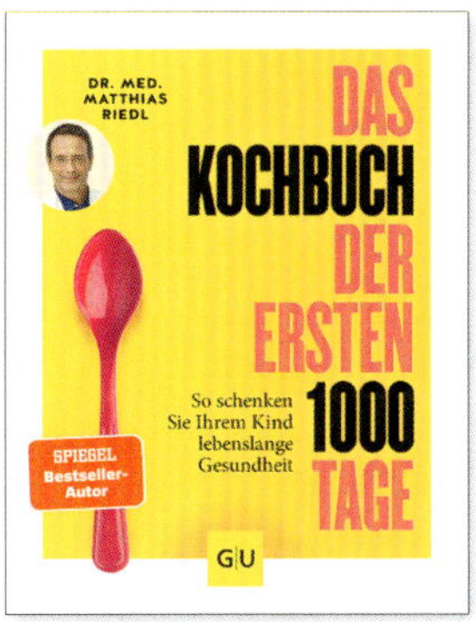

ISBN 978-3-8338-7328-7

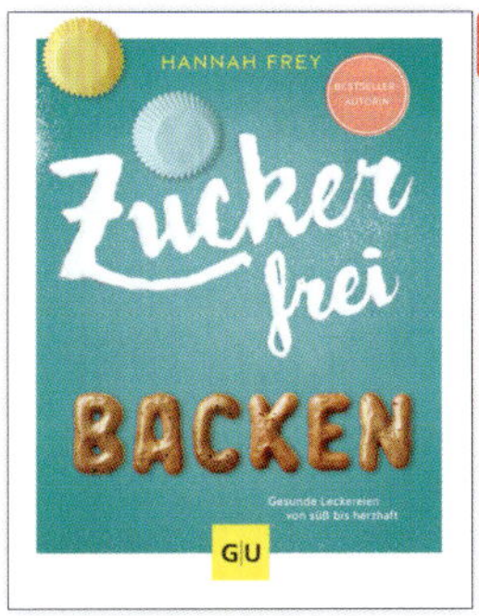

ISBN 978-3-8338-6541-1

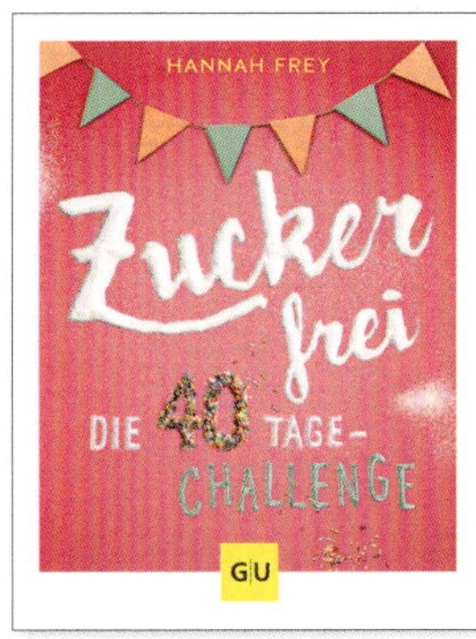

ISBN 978-3-8338-5934-2

e Auch als eBook erhältlich.

G|U

Mehr von GU auf **www.gu.de** und **facebook.com/gu.verlag**

IMPRESSUM

© 2020 GRÄFE UND UNZER VERLAG GmbH,
Grillparzerstraße 12
81675 München
Genehmigte Sonderausgabe
Alle Rechte vorbehalten.

Nachdruck, auch auszugsweise, sowie Verbreitung durch Bild, Funk, Fernsehen und Internet, durch fotomechanische Wiedergabe, Tonträger und Datenverarbeitungssysteme jeder Art nur mit schriftlicher Genehmigung des Verlages.

Text:
Hannah Frey, Sarah Schocke

Satz, Lektorat & Herstellung:
bookwise GmbH, München

Bildnachweis:
Cover: links oben: Becca Crawford; rechts oben: Stocksy; links unten: iStockphoto; rechts unten: Becca Crawford.
Cover hinten: links: Getty Images; rechts: Tina Engel.
Innen: AdobeStock: 7, 28; Maria Brinkop: 34, 41, 44, 51, 53, 55, 57, 58, 59, 61, 69; Becca Crawford: 36, 37, 38, 46, 47, 49, 62, 63, 65, 66, 67, 70, 71, 73, 76, 77, 78, 79, 80, 86, 87, 89, 90; Tina Engel: 35, 39, 40, 42, 43, 45, 72, 75, 81, 82, 83, 84, 85, 91; Getty Images: 13, 18, 30; iStockphoto: 9, 15, 16-1, 17-1, 17-2, 22, 25; Shutterstock: 4, 11, 16-2, 32, 92; Stocksy: 10, 20, 26

Druck und Bindung:
Aumüller Druck GmbH & Co. KG in Regensburg

FSC
www.fsc.org
MIX
Papier aus verantwortungsvollen Quellen
FSC® C017373